Baja En Carbohidratos

La mejor guía baja en carbohidratos para principiantes

(Recetas ricas en grasas para personas ocupadas con la dieta cetogénica)

Jacinto Arias

Tabla De Contenido

Ensalada De Coles De Bruselas Y Manzana Con Almendras Y Salsa Dulce De Mostaza Picante ...1

Ensalada De Fideos Con Pepino Al Estilo Griego 4

Chuletas De Cerdo Cremosas Con Hierbas 7

Costillas De Cerdo Dulce 10

Carnitas Mexicanas De Cerdo................................13

Salchichas Y Pimientos..17

Asparagi All'uovo 20

Huevos De Rodeo 23

Huevos Gruyère...25

Bocadillo De Huevo Con Chile................................26

Bocadillo Suizo 29

Hojaldre De Jamón Y Queso 31

Bocadillo Club De Pavo 35

Horneado De Salchicha, Huevo Y Queso.............36

Quiche Lorraine 38

Quiche De Espinacas Y Champiñones..................41

Quiche De Brócoli, Tocino Y Queso Colby.........44

Huevos Fu Yong	47
Vedgeree	51
Yogurt	53
Pan Blanco	57
Pan Integral	59
Arroz Español Con Cerdo	61
Chile Vaquero	64
Tacos Griegos De Cerdo	67
Ensalada De Chucrut	70
Ensalada De Rábano Rosado Baja En Carbohidratos	71
Nicer Niçoise	73
Ensalada Unpotato	76
Ensalada De Papa Al Sudoeste	78
Ensalada De Coliflor Al Curry	80
Ensalada De Tocino, Tomate Y Coliflor	82
Ensalada Basilico Con Coliflor Y Mozzarella	84
Ensalada De Mozzarella	86
Ensalada De Aguacate, Huevo Y Queso Azul	89
Ensalada Francesa De Huevo	90
Pollo Tikkamasala	94
Sopa Cremosa De Pollo	98

Pollo Y Lentejas 100

Pollo Con Salsa Cremosa 102

Pollo Vindaloo 104

Pollo Con Salsa 106

Costillitas De Cerdo 108

Chuletas De Cerdo Con Salsa Ranchera De Mantequilla 110

Asado De Cerdo Jamaiquinojerk 112

Licuado Florida Sunshine 114

Batido De Tarta De Manzana 116

Smash De Sandía-Melóncantaloupe 117

Helado De Vainilla-Cereza En Un Vaso 118

Batido De Moras Y Frambuesas 119

Bengala De Frutilla-Kiwi 120

Panqueques De Arándano En Un Vaso 121

El Batido Del Rey 122

Latte Congelado De Avellana-Almendrado ... 123

Alegría De Almendras En Un Vaso 124

Muerte Por Chocolate 125

Batido Con Helado De Cerveza De Raíz 126

Batido Con Helado De Chocolate 127

Batidodreamsicle 128

La Bebida Del Granjero 129

Té Especiado De Cyndyriser 130

Té Dulce 131

Eggiweggnog 132

Ponche De Huevo Cocido 133

Chai 135

Cacao 137

Moca Caliente De Canela 138

Café Cremoso De Vainilla 139

Café Irlandés 140

Café Chantilly 141

Café Mejicano 142

Shandy 143

Cuba Libre 144

Sangría 145

Estupendas Alitas De Pollo 146

Alitas Chinas De Maní 149

Alas Con Chile Y Lima 151

Alas Pegajosas Chinas 153

Alitas De Pollo Con Limón Y Soja 155

Alitas De Pollo Al Limón Y Mostaza 157

Huevos Rellenos.. 158

Huevos De Cebolla 160

Huevos Y Pescado.. 161

Huevos Stilton.. 162

Huevos Hammond.. 164

Huevos Cajún... 165

Salsa De Parmesano Y Alcachofa 166

Salsa De Alcachofa Y Espinaca............................ 167

Salsa De Pollo Al Curry... 168

Guacamole 169

Salsa De Eneldo 170

Salsa Picante De Cangrejo.................................... 171

Ensalada De Coles De Bruselas Y Manzana Con Almendras Y Salsa Dulce De Mostaza Picante

¿Quién dice que tienes que renunciar a la fruta cuando haces una spiralize? ¡Con esta sabrosa ensalada, puedes probar tu espiralizador con frutas y definitivamente disfrutarás lo que logras hacer!

Valor nutricional por ración:
- Calorías: 184
- Carbohidratos: 20g
- Grasas: 11g
- Grasas saturadas: 1g
- Proteína: 4g
- Fibra: 4g

Tiempo de preparación: **20 minutos**
Tiempo de cocción: **15 minutos**

Esto rinde para 6 porciones. Aumente las medidas multiplicándolas teniendo en cuenta la cantidad de porciones para hacer más.

Ingredientes para hacer la mostaza dulce picante
· 2 cucharadas de mostaza de Dijon
· 1 cucharada de mostaza (integral)
· ¾ cucharadas de vinagre (sidra de manzana)
· 2 cucharadas de miel
· ½ cucharadita de salsa sriracha

Ingredientes para la Ensalada
· 4 chalotas (frescas, cortadas en rodajas finas)
· 1 cucharada de vinagre (jerez)
· 3,5 cucharadas de aceite de oliva (extra virgen)
· Medio kilo (1 libra) de coles de Bruselas
· ½ almendras (en rodajas finas)
· 2 manzanas (Gala roja, Cuchilla C)

Método:
En un bol, combine todos los ingredientes necesarios para hacer la

mostaza picante. Use una batidora para mezclar todo. Una vez que la salsa sea de su agrado reserve.

Toma una sartén y colócala a fuego medio. Agrega media cucharadita de aceite, chalotas, sal y pimienta. Ahora tapa y deja cocer por 3 minutos o hasta que se empiecen a caramelizar. Sacar las chalotas caramelizadas y agregarlas a la mezcla de mostaza con un chorrito de vinagre de jerez, una cucharada de aceite de oliva y un poco más de sal y pimienta. Mezcle y reserve.

En la misma sartén, agregue el aceite de oliva restante y las coles de Bruselas. Sazone bien con sal y pimienta antes de cubrir la sartén y cocine durante 8 minutos o hasta que las coles de Bruselas se hayan dorado y estén tiernas.

Una vez que las coles de Bruselas estén listas, póngalas en la mezcla de mostaza. Agregue sus almendras y fideos de manzana y mezcle todo para cubrirlos bien.

Para Servir:
Sirva caliente con algunas rodajas de almendras adicionales encima de la ensalada.

Ensalada De Fideos Con Pepino Al Estilo Griego

¿Quién dice que tienes que renunciar a la fruta cuando haces una spiralize? ¡Con esta sabrosa ensalada, puedes probar tu espiralizador con frutas y definitivamente disfrutarás lo que logras hacer!

Valor nutricional por ración:
- Calorías: 225
- Carbohidratos: 16g
- Grasas: 16g
- Proteína: 7g
- Fibra: 4g

Tiempo de preparación: **5 minutos**
Tiempo de cocción: **0 minutos**

Esto rinde para 1 porción. Aumente las medidas multiplicándolas teniendo en cuenta la cantidad de porciones para hacer más.

Ingredientes para la Ensalada

- ½ de pepino (inglés, sin semillas, Cuchilla A o B)
- ¼ de pimiento morrón (verde, picado)
- ⅓ taza de tomates (tomates uva, cortados por la mitad)
- 5 aceitunas (Kalamata, sin hueso)
- 1 cucharada de cebolla morada (fresca, en rodajas)
- ½ limón (fresco)
- 28gr. (1 oz) de queso feta (en rodajas gruesas)
- ½ cucharada de aceite de oliva (extra virgen)
- ½ cucharadita de hojas de orégano (picadas)

Método:

En un recipiente, combine todas las aceitunas, pepinos, tomates, pimientos morrones y cebollas rojas. Rocíe el jugo de limón, la mitad del aceite de oliva y sazone con sal y pimienta. Mezcle la ensalada para cubrirla bien.

Chuletas De Cerdo Cremosas Con Hierbas

Rinde: 4 porciones
Tamaño de la porción: 1 chuleta de cerdo, 1 cda. salsa
Tiempo de preparación: 5 minutos
Tiempo de cocción: 40 minutos
Tiempo pasivo: 0 minutos
Tiempo total: 45 minutos

Ingredientes
4 chuletas de lomo de cerdo (deshuesadas)
1 cdta. de cebolla en polvo
1 cdta. de ajo en polvo
1 cdta. de sal
1 cdta. de pimienta negra
¼ de cucharadita de pimienta de cayena
1 cda. de de pimentón
2 cdas. de aceite de coco
½ cebolla, en rodajas

170gr. (6 oz.) de champiñones, en rodajas
1 cda. de mantequilla
½ taza de crema espesa
¼ cucharadita de goma xantana
1 cda. de perejil picado

Instrucciones
Lavar las chuletas de cerdo.
Seque con toallas de papel.
En un bol, mezcle la cebolla en polvo, el ajo en polvo, la sal, la pimienta, la cayena y el pimentón.
Frote ambos lados de las chuletas de cerdo con 1 cucharada de esta mezcla.
Reserva la mezcla de especias restante.
Vierta el aceite de coco en la olla instantánea.
Presione el ajuste de saltear para calentar el aceite.
Agrega las chuletas de cerdo.
Cocine hasta que se doren por ambos lados.

Transfiera las chuletas de cerdo a un plato.

Agrega las cebollas y los champiñones a la olla.

Saltee por 2 minutos, revolviendo con frecuencia.

Vuelve a poner las chuletas de cerdo en la olla.

Tapar la olla.

Seleccione la configuración manual.

Cocine a fuego alto durante 25 minutos.

Libere la presión de forma natural.

Presione el ajuste de saltear nuevamente.

Incorpora la mezcla de especias restante.

Agregue la mantequilla, la crema espesa y la goma xantana.

Cocine a fuego lento durante 5 minutos.

Adorne con perejil antes de servir.

Información nutricional por porción

Calorías 481

Grasa total 32.6 g

Colesterol 97 mg

Sodio 880 mg
Potasio 511 mg
Carbohidratos totales 11.8 g
Proteína 14.75 g
Sustitución / es:
También puede usar chuletas de cerdo para esta receta.

Costillas De Cerdo Dulce

Rinde: 6 porciones
Tamaño de la porción: 3 costillas, 1 cda. de salsa
Tiempo de preparación: 5 minutos
Tiempo de cocción: 35 minutos
Tiempo pasivo: 0 minutos
Tiempo total: 40 minutos

Ingredientes

2¼ kilos (5 libras) de costillas de cerdo, cortadas en secciones

Para untar en seco:

1½ cucharada de sal

½ cucharadita de pimienta negra molida

1 cdta. de cebolla en polvo

1 cdta. de ajo en polvo

1 cda. de sustituto de azúcar granulado

½ cucharadita de pimienta Jamaica

1 cdta. de pimentón

½ cucharadita de cilantro molido

Para la salsa:

½ taza de catsup sin azúcar

2 cdas. sustituto de azúcar granulado

½ cucharadita de cebolla en polvo

½ taza de agua

2 cdas. vinagre de vino tinto

½ cucharada de mostaza molida

½ cucharada de pimienta de Jamaica molida

¼ de cucharadita. humo líquido

Instrucciones

Mezclar la sal, la pimienta negra, la cebolla en polvo, el ajo en polvo, el sucedáneo de azúcar, la pimienta de Jamaica, el pimentón y el cilantro en un bol.

Sazone todos los lados de las costillas de cerdo con esta mezcla.

Coloque las costillas en la olla instantánea.

Combina los ingredientes de la salsa.

Agrega la salsa a la olla.

Cubra la olla y ajuste a manual.

Cocine a fuego alto durante 35 minutos.

Libere la presión de forma natural.

Transfiera a una fuente para servir, rocíe la salsa encima y sirva.

Información nutricional por porción

Calorías 387

Grasa total 29 g

Colesterol 146 mg

Sodio 738 mg

Potasio 420 mg

Carbohidratos totales 0.6 g

Proteína 27 g

Sustitución (es):
Puede usar puré de tomate o salsa de tomate en lugar de catsup.

3

Carnitas Mexicanas De Cerdo

Rinde: 11 porciones

Tamaño de la porción: ½ taza
Tiempo de preparación: 5 minutos
Tiempo de cocción: 1 hora
Tiempo pasivo: 0 minutos
Tiempo total: 1 hora y 5 minutos

Ingredientes

Sal y pimienta al gusto

1¼ kg. (2 ½ lb.) de asado de paleta de cerdo (deshuesado)

6 dientes de ajos, cortados en rodajas

½ cucharadita de sazón

½ cucharadita de ajo en polvo

1 ½ cucharadita de comino

¼ cdta. de condimento de adobo seco

¼ de cucharadita de orégano seco

¾ taza de caldo de pollo bajo en sodio

2 chiles chipotles en salsa adobo

2 hojas de laurel

Instrucciones

Unte la carne de cerdo con sal y pimienta.

En una sartén a fuego medio-alto, dore la paleta de cerdo por ambos lados.

Retirar del fuego y dejar enfriar.

Haga rebanadas profundas por toda la paleta de cerdo.

Inserte las rodajas de ajo.

En un bol, mezcle el sazón, el ajo en polvo, el comino, el adobo y el orégano seco.

Espolvorea esta mezcla por toda la paleta de cerdo.

Vierta el caldo de pollo en la olla instantánea.

Agrega la paleta de cerdo, los chiles chipotles y las hojas de laurel. Revuelva bien.

Siga este manual.

Cocine a fuego alto durante 50 minutos.

Libere la presión de forma natural.

Saca el cerdo de la olla.

Triturarlo con 2 tenedores.

Sirva la carne deshebrada con la salsa y los pimientos de la olla.

Información nutricional por porción

Calorías 160

Grasa total 17 g

Colesterol 69 mg

Sodio 397 mg
Potasio 434 mg
Carbohidratos totales 1 g
Proteína 20 g

Salchichas Y Pimientos

Rinde: 8 porciones
Tamaño de la porción: 1 taza
Tiempo de preparación: 10 minutos
Tiempo de cocción: 30 minutos
Tiempo pasivo : 0 minutos
Tiempo total: 40 minutos

Ingredientes

2 cdas. de aceite de oliva virgen extra
½ kilo (2 lb.) de salchicha de cerdo, en rodajas
1 cebolla, picada
4 dientes de ajo, triturados y picados
2 pimientos morrones dulces, picados
794 gr. (28 oz.) tomates enlatados en cubitos con jugo
2 tazas de caldo de pollo bajo en sodio
2 cdas. de vinagre de vino tinto
2 tazas de agua
1 cdta. de albahaca seca
1 cdta. de perejil seco

113 gr. (4 oz.) de hojas frescas de espinaca, picadas

½ taza de queso parmesano rallado

Instrucciones

Ponga la olla instantánea en modo salteado.

Agrega el aceite de oliva.

Dore las salchichas durante 5 minutos.

Retirar las salchichas.

Agregue las cebollas, el ajo y los pimientos morrones.

Cocine por 5 minutos.

Agrega los tomates con su jugo, el caldo, el vinagre y el agua.

Regrese la salchicha a la olla.

Agrega la albahaca y el perejil.

Sella la olla.

Configure la función de sopa.

Cocine por 10 minutos.

Utilice la liberación de presión rápida.

Sirve con las espinacas y el queso.

Información nutricional por porción

Calorías 249

Grasa total 22.8 g

Colesterol 91 mg
Sodio 751 mg
Potasio 420 mg
Carbohidratos totales 1.1 g
Proteína 19 g
Sustitución (es):
Se puede usar caldo de verduras en lugar de caldo de pollo.

Asparagi All'uovo

Este plato italiano convierte un par de huevos en una cena ligera. Parecen muchas instrucciones, pero ninguno de los pasos lleva mucho tiempo.

1 libra (455 g) de espárragos
½ cucharadita de ajo picado o 1 diente de ajo, triturado
¼ de taza (60 ml) de aceite de oliva
½ taza (50 g) de queso parmesano rallado
8 huevos
Precaliente el asador.
Quita las partes inferiores de los espárragos donde se rompen naturalmente. Coloque los espárragos en una cacerola para microondas o en un plato de cristal para tarta. Agrega un par de cucharadas de agua y tapa. Cocine en el microondas a temperatura alta de 3 a 4 minutos.

Mientras se cocinan los espárragos, agrega el ajo al aceite de oliva.

Cuando los espárragos estén cocidos, escúrrelos. Si tiene 4 platos para horno para una porción lo suficientemente largos como para contener espárragos, son ideales para esta receta: divida los espárragos entre los 4 platos. De lo contrario, deberá usar una fuente para hornear de vidrio rectangular. Coloca los espárragos en 4 grupos en la fuente de horno.

Ya sea que esté usando los platos individuales o la fuente para hornear individual, rocíe cada porción de espárragos con el ajo y el aceite de oliva. Espolvorea ligeramente con sal y pimienta y reparte el queso entre las 4 porciones. Pon los espárragos debajo de la parrilla, a unos 10 cm (4 pulgadas) a fuego lento. Déjelo asar de 4 a 5 minutos.

Mientras se asan los espárragos, fríe los huevos a tu gusto. Utilice su sartén más grande para hacerlos todos a la vez o divídalos a su preferencia.

Cuando el queso parmesano esté ligeramente dorado, saca los espárragos de la parrilla. Si lo ha cocinado en una fuente para hornear, use una espátula grande para transferir con cuidado cada porción de espárragos a un plato. Cubra cada porción de espárragos con 2 huevos fritos y sirva.

Rinde: 4 porciones

Cada una con 4 gramos de carbohidratos y 1 gramo de fibra, para un total de 3 gramos de carbohidratos utilizables y 16 gramos de proteína. Si desea 22 gramos de proteína, agregue un tercer huevo a cada porción.

Huevos De Rodeo

Esta fue originalmente una receta de sándwich, pero funciona igual de bien sin el pan.

4 rodajas de tocino, picado en trozos de 1 pulgada (2,5 cm)
4 rodajas finas de cebolla
4 huevos
4 rodajas finas de queso cheddar

Comience a freír el tocino en una sartén de teflón a fuego medio. Cuando se haya cocido un poco de grasa, déjala a un lado y coloque las rodajas de cebolla también. Fríe la cebolla de cada lado, girando con cuidado para mantener las rodajas juntas, hasta que comiencen a verse traslúcidas. Retire la cebolla de la sartén y reserve.

Continúe friendo el tocino hasta que esté crujiente. Vierta la mayor parte de la grasa y distribuya los trozos de tocino uniformemente sobre el fondo de la sartén. Rompa los huevos y fríalos durante uno o dos minutos hasta que la base esté firme pero la parte superior aún blanda. (Si te gustan las yemas duras, rómpelas con un tenedor; si te gustan blandas, déjalas sin romper).

Coloca una rodaja de cebolla sobre cada yema y luego cubre la cebolla con una rodaja de queso. Agregue una cucharadita de agua a la sartén, cubra y cocine de 2 a 3 minutos o hasta que el queso se derrita por completo.

Cortar en cuatro partes los huevos con el borde de una espátula y servir.

Rendimiento: Esto sirve para 2 personas si están bien y tienen hambre o para 4 si solo tienen un poco de hambre o si son niños.

En 2 porciones, cada una tendrá 4 gramos de carbohidratos, un rastro de fibra y 27 gramos de proteína.

Huevos Gruyère

1 cucharada (14 g) de mantequilla
2 huevos
¼ taza (30 g) de queso gruyere rallado
1 cebolleta, en rodajas

Rocíe una sartén de teflón con aceite en aerosol antiadherente y derrita la mantequilla a fuego medio-alto. Rompe los huevos en la sartén y fríelos hasta que el fondo esté listo pero la parte superior todavía esté un poco blanda.

Esparcir el gruyere sobre los huevos. Agrega un par de cucharaditas de agua a la sartén, tapa y deja cocinar un par de minutos más hasta que el queso se derrita y las claras estén listas.

Coloca los huevos en un plato para servir, esparce la cebolleta en rodajas encima y sirve.

Rendimiento: 1 porción de 2 gramos de carbohidratos, un rastro de fibra y 19 gramos de proteína.

Bocadillo De Huevo Con Chile

Sirva este platillo versátil para el lunch o la cena. Y no le temas a esos chiles: los suaves no están picantes, solo tienen mucho sabor. (Y si le gustan los alimentos picantes, no dude en usar chiles más picantes).

5 huevos
3 cucharadas (15 g) de soja en polvo o (24 g) proteína de arroz en polvo
½ cucharadita de sal o Vege-Sal
½ cucharadita de levadura en polvo
1 taza (225 g) requesón de cuajada pequeño
8 onzas (225 g) de queso Monterey Jack, rallado
3 cucharadas (42 g) de mantequilla derretida
1 lata (4 onzas o 115 g) de chiles verdes cortados en cubitos, escurridos
Precaliente el horno a 350 ° F (180 ° C, o marca de gas 4). Rocíe una cazuela de 6 tazas (1.4 L) con aceite en aerosol

antiadherente o unte generosamente con mantequilla.

Rompe los huevos en un bol y bátelos con un batidor. Agregue el polvo de soja, la sal y el polvo de hornear, mezclando muy bien.

Batir el requesón, el Monterey Jack, la mantequilla derretida y los chiles. Vierta todo en la cazuela preparada, póngalo en el horno y hornee por unos 35 minutos. (Está bien si está un poco líquida en el centro cuando la viertes; esa parte actúa como salsa para el resto).

Rendimiento: 4 porciones

Cada una con 7 gramos de carbohidratos y 1 gramo de fibra, para un total de 6 gramos de carbohidratos utilizables y 30 gramos de proteína.

¿No sabes qué tan grande es tu cazuela? Llénelo de agua con una taza medidora. Quieres uno que solo contenga 6 tazas (1,4 L) de agua, aunque un poco más grande o más pequeño no importará.

Bocadillo Suizo

Esta es una gran cena tipo comida reconfortante.

4 huevos
1 lote Ultimate Fauxtatoes (página 209)
¾ cucharadita de sal o Vege-Sal
½ cucharadita de pimienta
1 cucharada (15 g) de mantequilla
2 tazas (240 g) de queso suizo rallado
4 cebollines, en rodajas, incluida la parte crujiente del brote verde
2 cucharadas (7,6 g) de perejil picado
4 gotas de salsa de pimiento picante
Precaliente el horno a 375 ° F (190 ° C, o marca de gas 5).
Separa tus huevos. (Dado que las claras que contengan incluso una pequeña

partícula de yema se negarán obstinadamente a batir, hágase un favor y separe cada huevo en una taza o tazón pequeño). Vierta las yemas en los Fauxtatoes y bátelos; agregue la sal, la pimienta y la mantequilla. Vierta sus claras de huevo (presumiblemente sin yema) en un tazón hondo para mezclar y reserve.

Agregue el queso suizo rallado a los Fauxtatoes y luego agregue los cebollines, el perejil y la salsa de pimiento picante.

Ahora, usando una batidora eléctrica, bata las claras hasta que formen picos suaves. Doblar suavemente en los Fauxtatoes. Vierta todo en una cazuela de 6 tazas (1.4 L) que haya rociado con aceite en aerosol antiadherente. Hornee por 40 a 45 minutos.

Rendimiento: 4 a 5 porciones

Suponiendo 4 porciones, cada una tendrá 32 g de proteína; 18 g de carbohidratos; 8 g de fibra dietética; 10 g de carbohidratos utilizables.

Hojaldre De Jamón Y Queso

Este plato se calienta particularmente bien, por lo que es la comida sobrante perfecta.

¼ de libra (115 g) de jamón
¼ de libra (115 g) de queso cheddar
1 pimiento verde
1 lata (4 onzas o 115 g) de champiñones bien escurridos
5 huevos
3 cucharadas (15 g) de soja en polvo o (24 g) de proteína en polvo sin sabor
½ cucharadita de levadura en polvo
½ cucharadita de sal o Vege-Sal

1 taza (225 g) de requesón de cuajada pequeña

2 cucharadas (30 g) de rábano picante rallado

Precaliente el horno a 350 ° F (180 ° C, o marca de gas 4). Rocíe una cazuela de 6 tazas (1.4 L) con aceite en aerosol antiadherente o unte generosamente con mantequilla.

Use un procesador de alimentos con la cuchilla en S para moler el jamón, el queso cheddar, el pimiento verde y los champiñones hasta que estén finamente picados (ningún trozo de pimienta o jamón debe ser más grande que un cubo de ½ pulgada [1,3 cm]).

En un bol grande batir bien los huevos. Agregue la soja o proteína en polvo, el polvo de hornear y la sal y vuelva a batir bien.

Batir el requesón y el rábano picante y luego agregar la mezcla de jamón picado.

Vierta la mezcla de huevo en la cazuela preparada. Hornee por unos 40 minutos o hasta que esté hinchado y firme, pero aún se mueva un poco en el medio cuando lo agite.

Rendimiento: 4 porciones

Cada una con 10 gramos de carbohidratos y 2 gramos de fibra, para un total de 8 gramos de carbohidratos utilizables y 29 gramos de proteína.

El análisis de carbohidratos de su receta puede variar del mío, dependiendo del jamón, queso cheddar y requesón que use. Como siempre, puede recortar este recuento de carbohidratos utilizando los ingredientes más bajos en carbohidratos que pueda encontrar. Y cuidado cuando compras tu rábano picante: tuve que leer muchas etiquetas para encontrar una que no agregara azúcar.

Bocadillo Club De Pavo

Disfraza las sobras del viernes después del Día de Acción de Gracias en esta delicioso bocadillo.

5 huevos
¼ taza (20 g) de soya en polvo o (32 g) proteína en polvo sin sabor
½ cucharadita de sal
½ cucharadita de polvo de hornear
1 taza (225 g) de queso cottage
½ libra (225 g) de queso suizo, en cubos
¼ taza (120 ml) derretido mantequilla
¾ taza (130 g) de pavo cocido en cubos
6 rebanadas de tocino, cocidas hasta que estén crujientes
Precaliente el horno a 350 ° F (180 ° C, o marca de gas 4). Rocíe generosamente una cazuela de 6 tazas (1.4 L) con aceite en aerosol antiadherente o mantequilla. Rompe los huevos en un bol y bátelos con un batidor. Agregue el polvo de soja,

la sal y el polvo de hornear, mezclando muy bien.

Batir el queso cottage, el queso suizo, la mantequilla derretida, el pavo en cubos y el tocino desmenuzado. Vierta todo en la cazuela preparada. Hornee de 35 a 40 minutos o hasta que cuaje.

Rendimiento: 5 porciones

Cada una con 5 gramos de carbohidratos, un rastro de fibra y 33 gramos de proteína.

Horneado De Salchicha, Huevo Y Queso

1 libra (455 g) de salchicha de cerdo (picante o suave, como prefiera)
½ taza (75 g) de pimiento verde cortado en cubitos
½ taza (80 g) de cebolla picada
8 huevos
¼ de cucharadita de pimienta
1 taza (120 g) queso cheddar rallado
1 taza (110 g) de queso suizo rallado

Precaliente el horno a 350 ° F (180 ° C, o marca de gas 4).

En una sartén grande y pesada para horno, comience a dorar y desmenuzar la salchicha a fuego medio.

Cuando se haya cocido un poco de grasa de la salchicha, agregue el pimiento verde y la cebolla y continúe cocinando, revolviendo con frecuencia, hasta que la salchicha ya no esté rosada.

En un tazón grande, bata los huevos y la pimienta y agregue los quesos cheddar y suizo.

Extienda la salchicha y las verduras de manera uniforme en el fondo de la sartén y vierta la mezcla de huevo y queso sobre ella. Hornee de 25 a 30 minutos o hasta que esté casi firme, pero aún un poco suave en el centro.

Rendimiento: 6 porciones

Cada una con 4 gramos de carbohidratos, un rastro de fibra y 26 gramos de proteína.

Quiche Lorraine

Quiche de alguna manera se ha ganado la reputación de ser comida tonta y femenina— ¡pero está hecha completamente de cosas que a los hombres les encantan! Así que dígale a su esposo que esto es "Pastel de tocino, huevo y queso" y mírelo.

1 corteza de pay, sin hornear (página 520)
8 onzas (225 g) de queso gruyere
12 rebanadas de tocino
5 huevos
½ taza (120 ml) de Bebida láctea Carb Countdown
½ taza (120 ml) de crema espesa, o puedes usar 1 taza (240 ml)) mitad y mitad en lugar de Carb Countdown y la crema
1 pizca de nuez moscada molida
1 cucharada (15 ml) de vermú seco
½ cucharadita de sal o Vege-Sal
¼ de cucharadita de pimienta
Tenga su corteza lista en la sartén y en espera. Precaliente el horno a 350 ° F (180 ° C o marca de gas 4).

Triture el queso, cocine y escurra el tocino— Pongo mi tocino en el microondas y encuentro que 1 minuto por rebanada a temperatura alta es lo correcto, pero su microondas puede ser un poco diferente.

Primero ponga el queso en la base del pay cubriendo el fondo uniformemente. Desmenuza el tocino uniformemente sobre el queso.

Ahora mezcle los huevos, la bebida láctea Carb Countdown, la crema, la nuez moscada, el vermú, la sal y la pimienta. Vierta esto sobre el queso y el tocino. Hornee por 45 minutos y luego enfríe. En realidad, es tradicional servir Quiche Lorraine a temperatura ambiente, pero ciertamente puede calentarlo si lo desea.

Rendimiento: 8 porciones

Cada una con 32 g de proteína; 4 g de carbohidratos; 1 g de fibra dietética; 3 g de carbohidratos utilizables.

Quiche De Espinacas Y Champiñones

Corteza de almendras y parmesano, previamente horneada (página 136)

8 onzas (225 g) de champiñones en rodajas

½ taza (80 g) de cebolla picada

2 cucharadas (30 g) de mantequilla

10 onzas (280 g) de espinacas picadas congeladas, descongeladas

3 huevos

¾ taza (175 ml) de crema espesa

¾ taza (175 ml) de bebida láctea Carb Countdown

2 cucharadas (30 ml) de vermú seco

½ cucharadita de sal

¼ cucharadita de pimienta

1½ tazas (180 g) de queso Monterey Jack rallado

Primero tenga lista la corteza. Precaliente el horno a 325 ° F (170 ° C, o marca de gas 3).

En una sartén grande y pesada a fuego medio-alto, saltee los champiñones y la cebolla en la mantequilla hasta que la cebolla esté transparente y los champiñones estén blandos. Transfiera la mezcla a un tazón grande para mezclar, preferiblemente uno con un borde vertedor.

Vierta las espinacas descongeladas en un colador y, con las manos limpias, exprima toda la humedad que pueda. Agréguelo a la mezcla de champiñones.

Ahora agregue los huevos, la crema y la bebida láctea Carb Countdown. Batir todo hasta que esté bien combinado. Incorpora el vermú, la sal y la pimienta.

Cubre el fondo de la corteza de almendras y parmesano con el queso Monterey Jack y métalo en el horno por un par de minutos hasta que el queso comience a derretirse. Sácalo del horno y vierte la mezcla de huevo y vegetales; ¡tu quiche estará muy lleno! Vuelva a colocarlo con mucho cuidado en el horno. Es una buena idea colocar una bandeja plana debajo, en el piso del horno, para recoger las gotas.

Hornee de 50 a 60 minutos o hasta que cuaje en el centro. Deje enfriar. El quiche se sirve tradicionalmente a temperatura ambiente, pero si te gusta calentarlo, es mejor prepararlo con anticipación, dejarlo enfriar, enfriarlo y luego cortar rebanadas y calentarlas durante un minuto o dos al 70 por ciento de potencia en el microondas, queda mejor así que servirlo directamente del horno.

Rendimiento: 8 porciones

Cada una con 17 g de proteína; 10 g de carbohidratos; 4 g de fibra dietética; 6 g de carbohidratos utilizables.

Quiche De Brócoli, Tocino Y Queso Colby

Este quiche sin corteza es maravilloso, pero siéntase libre de hacer cualquier receta de quiche que tenga, menos la corteza, de la misma manera. Para esta receta, utilizo cortes de brócoli que son más grandes que el brócoli picado pero más pequeños que los floretes, y creo que son ideales.

2 tazas (500 g) de floretes de brócoli congelados, descongelados y picados en trozos grandes, o una bolsa de brócoli cortada
2 tazas (225 g) de queso Colby rallado
6 rebanadas de tocino cocido
4 huevos
2 tazas (475 ml) Bebida láctea Carb Countdown
1 cucharadita de sal o Vege-Sal
1 cucharadita de mostaza seca

2 cucharaditas de rábano picante preparado

¼ de cucharadita de pimienta

Rocíe una cacerola de vidrio de 1½ cuarto (1.4 L) (asegúrese de que quepa dentro de su olla de cocción lenta) con aceite en aerosol antiadherente.

Ponga el brócoli en el fondo de la cazuela. Extienda el queso uniformemente sobre el brócoli y desmenuce el tocino uniformemente sobre el queso.

En un tazón, mezcle los huevos, el Carb Countdown, la sal o Vege-Sal, la mostaza seca, el rábano picante y la pimienta y viértalo sobre el brócoli en la cacerola.

Coloca la cazuela en la olla de cocción lenta y vierte agua con cuidado alrededor de la cacerola hasta una distancia máxima de 2,5 cm (1 pulgada) del borde. Tapa la olla de cocción lenta, ponla a fuego lento y déjala cocinar durante 4 horas.

Apague la olla de cocción lenta, destape y deje enfriar el agua hasta que pueda retirar la cazuela sin riesgo de quemarse los dedos. Servir caliente o a temperatura ambiente.

Rendimiento: 6 porciones

Cada una con 20 g de proteína, 6 g de carbohidratos, 2 g de fibra dietética, 4 g de carbohidratos utilizables.

Huevos Fu Yong

Esto se puede preparar en la estufa, es rápido y barato de hacer, consume cualquier tipo de carne sobrante, es rico en proteínas y bajo en carbohidratos, no necesita guarniciones, es infinitamente variable y sabe bien para arrancar. ! ¿Cuánto más se le puede pedir a una receta? Debido a que esta receta se puede variar tanto, lo que les he dado es más una guía que reglas estrictas.

4 huevos
2 cucharaditas de jerez seco
1 cucharada (15 ml) de salsa de soja
Aceite de maní u otro aceite suave para freír
½ cucharadita de jengibre rallado
2 a 3 onzas (50 a 90 g) de carne cocida sobrante, cortada en tiras pequeñas * o en trozos, enlatados de pavo, pollo o jamón, o camarones enlatados o carne de cangrejo

1 taza (75 g) de repollo Napa o repollo verde, mezcla de ensalada de col finamente rallado o en bolsas, o 1 taza (50 g) de brotes de soja, o una combinación de ambos

¼ de taza (30 g) champiñones, enlatados o frescos, finamente picados

¼ de taza (40 g) de cebolla o cebollín, finamente picados

¼ de taza (30 g) de brotes de bambú, cortados en rodajas

Batir los huevos con el jerez y la salsa de soja. Dejar de lado. En una sartén grande, caliente unas cucharadas de aceite a fuego alto. Agrega el jengibre, luego la carne y los ingredientes restantes. Sofría hasta que la cebolla esté transparente y el repollo o los brotes de soja estén tiernos y crujientes. Agrega la carne y las verduras a los huevos sazonados. Agregue otras cucharadas de aceite a la sartén y caliente.

Vierta aproximadamente ½ taza (120 ml) de la mezcla de huevo a la vez en la sartén y fría por ambos lados hasta que el huevo esté firme.

Puedes cocinar esto en un wok si quieres ser auténtico, pero en realidad encuentro que una sartén es mucho más fácil para esta receta.

Rendimiento: 2 porciones

El recuento de carbohidratos variará un poco, pero cada porción tendrá cerca de 6 gramos de carbohidratos y 2 gramos de fibra, para un total de 4 gramos de carbohidratos utilizables y 26 gramos de proteína.

* Use jamón, cerdo, pavo, pollo o camarones, lo que sea que tenga. Si son camarones pequeños, déjelos enteros. Si son camarones grandes, córtelos en trozos grandes.

Vedgeree

Kedgeree es un plato tradicional elaborado con arroz, caballa ahumada en copos o fletán y huevos duros. Quería descarbonizarlo, pero la caballa ahumada y el fletán son difíciles de conseguir y me niego a incluir ingredientes imposibles de encontrar. Luego encontré una receta para "Vedgeree", un despegue vegetariano, así que la descargué y estaba delicioso. Esta receta hará una comida satisfactoria de un solo plato con un par de huevos duros. Mantienes huevos duros en la nevera, ¿no?

¼ cabeza de coliflor
½ taza (75 g) de ejotes cortados en cruz congelados
¼ taza (30 g) de cebolla picada
1 taza (100 g) de champiñones en rodajas

½ cucharada de mantequilla
2 huevos duros
Sal y pimienta

Pase la coliflor a través de la cuchilla para desmenuzar un procesador de comida. Coloque la coliflor en un plato apto para microondas, coloque los ejotes congelados encima, agregue un par de cucharadas de agua, tape y cocine en el microondas a temperatura alta durante 7 minutos.

Mientras se cocinan la coliflor y los ejotes, saltee la cebolla y los champiñones en la mantequilla hasta que las cebollas estén blandas y translúcidas y los champiñones se hayan oscurecido. Pelar los huevos, cortarlos en cuartos a lo largo y reservarlos.

Cuando la coliflor y los ejotes estén cocidos, sácalos, escúrrelos y mézclalos con los champiñones y las cebollas. Añadir sal y pimienta al gusto. Coloque los cuartos de huevo duro encima de las verduras, baje el fuego, cubra la sartén y deje que todo se cocine durante uno o dos minutos más para calentar los huevos. Servir.

Rendimiento: 1 porción de 14 gramos de carbohidratos y 4 gramos de fibra, para un total de 10 gramos de carbohidratos utilizables y 16 gramos de proteína.

Yogurt

Cuando le digo a la gente que hago mi propio yogurt, reaccionan como si dijera que puedo transmutar metales básicos en oro. Pero como verás, es fácil de hacer y considerablemente más barato que comprar productos comerciales. "Oficialmente", el yogurt natural tiene 12 gramos de carbohidratos por taza, pero el Dr. Goldberg y el Dr. O'Mara señalan en The GO-Diet que la mayor parte de la lactosa (azúcar de la leche) se convierte en ácido láctico, dejando solo 4 gramos por taza. Así que si te gusta el yogurt, ¡disfrútalo!

1 cucharada (15 g) de yogurt natural

1½ a 2 tazas (180 a 240 g) de leche en polvo instantánea o un sobre de 1 cuarto de galón (960 ml)

Llene la mitad de un recipiente limpio con tapa a presión de 1 cuarto de galón (960 ml) lleno de agua.

Pon el yogurt natural en el agua y revuelve. Agrega la leche en polvo y bate hasta que los grumos desaparezcan.

Llene el recipiente hasta el tope con agua, bátalo por última vez y ponga la tapa.

Coloque su yogurt en un lugar cálido. Utilizo un recipiente forrado con una vieja almohadilla eléctrica colocada a temperatura baja, pero cualquier lugar cálido servirá, como dentro de un horno de gas antiguo con una luz piloto, en la estufa directamente sobre la luz piloto o incluso cerca de un registro de calor en invierno.

Deje reposar el yogurt durante 12 horas aproximadamente. Debería estar espeso y cremoso para entonces, pero si todavía está un poco delgado, dale unas horas más. Cuando esté listo, guárdelo en el refrigerador y úselo como el yogurt natural comprado en la tienda. O condimente con extracto de vainilla o limón y un poco de Splenda o mezcla de stevia / FOS. También puede agregar una cucharada de conservas sin azúcar o triturar algunas bayas con un tenedor y revolverlas.

Para su primer lote, usará yogurt natural comprado en la tienda como entrante, pero después de eso puede usar un cucharada del lote anterior. De vez en cuando es una buena idea empezar de nuevo con yogurt fresco comprado en la tienda.

Con respecto a esas dos cantidades diferentes de leche en polvo: usar las 2 tazas completas le dará un yogurt más rico y cremoso con más proteínas y más calcio, pero también con un par de gramos adicionales de carbohidratos. Tu decides. Si lo deseas, puedes agregar ¼ de taza (60 ml) de crema espesa en lugar de ¼ de taza (60 ml) de agua para hacer un yogurt de "leche entera" con alto contenido de grasa. También puedes, si lo prefieres, hacer tu yogurt con leche líquida, pero es un dolor. Primero tienes que escaldar la leche y luego enfriarla de nuevo antes de agregar el yogur "de arranque", cosa que me parece muy molesto.

Un último dato útil: si descubres que usa mucho suero de leche—por ejemplo, si decides que realmente disfrutas de los muffins bajos en carbohidratos y demás— tu puedes hacer tu propio suero de leche exactamente de la misma manera que haría el yogurt. Simplemente sustituya un par de cucharadas de suero de leche comercial por un "entrante" en lugar del yogurt.

Pan Blanco

Este pan tiene una textura firme, fina y un gran sabor.

1 taza (240 ml) de agua
¼ taza (25 g) de salvado de avena

2 cucharadas (22 g) de cáscaras de psyllium

¾ taza (75 g) de gluten vital de trigo

½ taza (64 g) de proteína de suero de vainilla en polvo

⅓ taza (40 g) de proteína de arroz en polvo

1 cucharadita de sal

1 cucharada (15 ml) de aceite

1 cucharada (1,5 g) de Splenda

2 cucharaditas de levadura

Ponga los ingredientes en su máquina de pan en el orden indicado y haga funcionar la máquina. Cuando termine, retire rápidamente la barra de la máquina y la caja para que se enfríe.

Rendimiento: Aproximadamente 10 rebanadas

Cada una con 5 gramos de carbohidratos y 1 gramo de fibra, para un total de 4 gramos de carbohidratos utilizables y 24 gramos de proteína.

Pan Integral

Corte este extrafino para que pueda "pagar" dos rebanadas y será un excelente sándwich de queso a la parrilla.

½ taza (120 ml) de agua tibia
½ taza (120 ml) de crema espesa
1 cucharada (14 g) de mantequilla ablandada
1 huevo

1 cucharadita de sal

¾ taza (75 g) de gluten de trigo vital

2 cucharadas (14 g) de germen de trigo crudo

2 cucharadas (14 g) salvado de trigo

¼ taza (45 g) de cáscaras de psyllium

½ taza (60 g) de harina de avena

½ taza (64 g) de proteína de suero de vainilla en polvo

2 cucharaditas de levadura

Ponga los ingredientes en su máquina de pan en el orden indicado y encienda la máquina . Cuando termine, retire rápidamente la barra de la máquina y la caja para que se enfríe.

Rendimiento: Aproximadamente 10 rebanadas

Cada una con 13 gramos de carbohidratos y 7.5 gramos de fibra, para un total de 5.5 gramos de carbohidratos utilizables y 19 gramos de proteína (¡más de dos huevos!).

Arroz Español Con Cerdo

Rinde: 4 porciones
Tamaño de la porción: 1 taza
Tiempo de preparación: 5 minutos
Tiempo de cocción: 13 minutos
Tiempo pasivo: 0 minutos
Tiempo total: 18 minutos
Ingredientes
1 cda. de aceite de oliva
½ cebolla, picada
1 cda. de ajo, machacado y picado
1 jalapeño picado
2 cdas. de cilantro, picado
½ cucharadita de sal
½ cucharadita de pimentón/paprika
½ cucharadita de comino
½ cucharadita de chile en polvo
4 chuletas de cerdo, cortadas en cubos pequeños
½ taza de caldo de pollo bajo en sodio
4 tazas de floretes de coliflor
2 cdas. de pasta de tomate
Instrucciones

Pulsa la función de saltear en tu olla instantánea.

Vierta el aceite de oliva en la olla.

Sofría las cebollas, el ajo, los jalapeños y el cilantro durante 3 minutos.

Agrega la sal, el pimentón, el comino y el chile en polvo.

Agrega el cerdo. Mezclar bien.

Vierta el caldo de pollo en la olla.

Sella la olla.

Cocine a fuego alto durante 9 minutos.

Utilice la liberación de presión rápida.

Destape la olla.

Pon la canasta humeante sobre el pollo.

Coloque los floretes de coliflor en la canasta.

Tapar la olla.

Cocine a fuego alto durante 1 minuto.

Utilice la liberación de presión rápida.

Rompe la coliflor en trozos parecidos al arroz.

Incorpora la pasta de tomate para darle al arroz un color rojo brillante.

Sirve los cubos de cerdo y las verduras con el arroz de coliflor.

Información nutricional por porción

Calorías 320

Grasa total 21.1 g

Colesterol 95 mg

Sodio 514 mg

Potasio 467 mg

Carbohidratos totales 9.6 g

Proteína 23.5 g

Chile Vaquero

Rinde: 10 porciones
Tamaño de la porción: 1 tazón
Tiempo de preparación: 10 minutos
Tiempo de cocción: 1 hora
Tiempo pasivo: 0 minutos
Tiempo total: 1 hora y 10 minutos
Ingredientes
1 cda. de aceite de oliva
2 cebollas, cortadas en cubitos
11 libras (5 kg)de salchicha para el desayuno, en rodajas
1 libra (450 gr) de carne de cerdo molida
1 ½ tazas de zanahorias, cortadas en cubitos
29 oz. (800 gr) de tomates, cortados en cubitos

1 cdta. de sal
½ cucharadita. pimienta
1 cdta. de cebolla en polvo
1 cdta. de ajo en polvo
2 cdas. de chile en polvo
½ cucharadita de pimentón ahumado
1 cda. de salsa Worcestershire

Instrucciones

Presione el modo saltear en su olla instantánea.

Sofreír la cebolla por 3 minutos.

Dorar la salchicha y la carne de cerdo molida por 5 minutos.

Agregue las zanahorias, los tomates, la sal, la pimienta, la cebolla en polvo, el ajo en polvo, el chile en polvo, el pimentón y la salsa Worcestershire.

Tapar la olla.

Cocine a fuego alto por 30 minutos.

Libere la presión de forma natural.

Presione el modo de bean/chili (frijoles/chile).

Cocine por 10 minutos.

Utilice el método de liberación rápida.

Establecer en modo saltear.

Deje cocinar por 10 minutos más.

Información nutricional por porción

Calorías 602

Grasa total 48.3 g

Colesterol 151 mg

Sodio 1.3 g

Potasio 659 mg

Carbohidratos totales 2.8 g

Proteína 36.8 g

Sustitución / s:

También puede usar carne molida de res o pavo molida en lugar de carne de cerdo molida.

Tacos Griegos De Cerdo

Rendimientos: 8 porciones
Tamaño de la porción: 2 tacos
Tiempo de preparación: 15 minutos
Tiempo de cocción: 1 hora y 5 minutos
Tiempo pasivo: 0 minutos
Tiempo total: 1 hora y 20 minutos
Ingredientes
3 cdas. de aceite de oliva, dividido
2 libras (1 kg) de solomillo de cerdo, cortado en tiras
1 cda. de jugo de limón

1 cdta. de ralladura de limón
½ taza de caldo de pollo
½ cucharadita de orégano griego
1 cda. de condimento griego sin sal
Pimienta negra al gusto
1 taza de hojas de lechuga picadas
1 taza de salsa
8 tortillas de integrales bajas en carbohidratos

Instrucciones

Presione la función de saltear en su olla instantánea.

Vierta 1 cucharada de aceite de oliva en la olla.

Dore las tiras de cerdo.

Agregue el jugo y la ralladura de limón, el caldo de pollo, el orégano griego, el condimento griego y la pimienta negra.

Mezclar bien.

Sella la olla.

Cocine a alta presión por 50 minutos.

Utilice la liberación de presión natural.

Destape la olla.

Retire la carne de cerdo.

Pulse la función saltear.

Cocine a fuego lento la salsa hasta que espese.

Calentar las tortillas integrales en el microondas.

Arme los tacos rellenándolos con las tiras de cerdo, lechuga y salsa.

Rocíe la salsa encima antes de servir.

Información nutricional por porción

Calorías 269

Grasa total 9.9 g

Colesterol 49 mg

Sodio 403 mg

Potasio 312 mg

Carbohidratos totales 24.5 g

Proteína 21.2 g

Ensalada De Chucrut

Esta ensalada tiene la ventaja de usar principalmente cosas que se mantienen bien, por lo que es posible que tenga los ingredientes por ahí la casa cuando descubres que la cabeza de lechuga que compraste la semana pasada se ha ido al sur.

2 tazas (280 g) de chucrut, enjuagado
½ pimiento verde
1 costilla de apio grande
¼ cebolla morada mediana
¼ taza (6 g) de Splenda
2 cucharadas (30 ml) de vinagre de manzana
2 cucharadas (30 ml) de aceite

Enjuague el chucrut y póngalo en un tazón. Corta la pimienta en tiras matchstick y corta finamente el apio y la cebolla; agregue todas las verduras al chucrut. Ahora, agregue el Splenda, el vinagre de manzana y el aceite, mezcle y coloque el recipiente en el refrigerador. Deje marinar todo durante unas horas antes de servir.

Rendimiento: 4 a 5 porciones

Suponiendo 5, cada una tendrá 7 gramos de carbohidratos y 3 gramos de fibra, para un recuento de carbohidratos utilizables de 4 gramos; 1 gramo de proteína.

Ensalada De Rábano Rosado Baja En Carbohidratos

Se ve muy bonita y tiene un sabor sorprendentemente suave.

1 libra (455 g) bolsa de ejotes cortados transversales congelados

4 rebanadas de tocino, cocidas hasta que estén crujientes y desmenuzadas

1 cebolla pequeña, picada

1 taza (100 g) de rábanos en rodajas

3 cucharadas (45 ml) de vinagre de sidra

1½ cucharadas (2,3 g) de Splenda

¾ cucharadita de sal o Vege-Sal

¼ de cucharadita de pimienta

Cocine al vapor o en el microondas los frijoles hasta que estén tiernos y crujientes.

Combine los ejotes, el tocino, la cebolla y los rábanos en un tazón. En un recipiente aparte, combine el vinagre, Splenda, sal y pimienta.

Vierta la mezcla sobre la ensalada, mezcle y sirva.

Rendimiento: 5 porciones

Cada una con 10 gramos de carbohidratos y 3 gramos de fibra, para un total de 7 gramos de carbohidratos utilizables y 4 gramos de proteína.

Nicer Niçoise

La ensalada niçoise se hace tradicionalmente con ejotes y papas hervidas frías, pero, por supuesto, no vamos a comer esas papas. Pensé en probarlo con coliflor, y efectivamente, ¡funcionó muy bien!

⅓ cabeza de coliflor
1 libra (455 g) bolsa de ejotes congelados, cortados en cruz, descongelados pero no cocidos
1 diente de ajo, triturado
¼ a ½ taza (15 a 30 g) de perejil fresco, picado
¼ cebolla morada mediana, cortada en cubitos
8 a 10 aceitunas, en rodajas (usé aceitunas rellenas, pero use lo que más le guste.)
½ a ¾ taza (120 a 180 ml) de aderezo de vinagreta (casera o embotellada)
Lechuga (hasta el plato)
3 latas (6 onzas o 170 g cada una) de atún , escurridos
6 huevos duros, en rodajas
3 tomates, en rodajas

Corta la coliflor en rebanadas finas. Colóquelo en un recipiente apto para microondas con aproximadamente 1 cucharada (15 ml) de agua, tápelo y cocínelo por 4 a 5 minutos (estamos buscando que esté tierno).

Combine los ejotes, el ajo, el perejil, la cebolla y las aceitunas en un tazón de buen tamaño. Cuando la coliflor esté lista, agrégala también y vierte ½ taza (120 ml) de aderezo sobre todo. Remueve bien y métalo en la nevera. Déjelo marinar durante varias horas hasta un día, revolviendo de vez en cuando cuando lo piense.

Cuando esté listo para comer la ensalada, coloque unas hojas de lechuga en cada plato y vierta un montón de la mezcla marinada encima. Ponga el atún por encima y en el medio —utilice tanto como desee— y envuélvalo con rodajas de huevo duro y tomate. Adorne con más aceitunas, rocíe más aderezo encima si lo desea, y sirva.

Rendimiento: 6 porciones

Cada una con 12 gramos de carbohidratos y 3 gramos de fibra, para un total de 9 gramos de carbohidratos utilizables y 30 gramos de proteína.

Ensalada Unpotato

Te vas a sorprender mucho; esto es increíblemente parecido a una ensalada de papas.

1 cabeza grande de coliflor, cortada en trozos pequeños
2 tazas (240 g) de apio cortado en cubitos
1 taza (160 g) de cebolla morada en cubitos
2 tazas (450 g) de mayonesa
¼ de taza (60 ml) de vinagre de manzana
2 cucharaditas de sal o Vege-Sal
2 cucharaditas de Splenda

½ cucharadita de pimienta

4 huevos duros, picados

Coloque la coliflor en una cacerola apta para microondas, agregue solo una cucharada (15 ml) de agua y cubra. Cocine a fuego alto durante 7 minutos y déjelo reposar tapado por otros 3 a 5 minutos. Quieres que tu coliflor esté tierna, pero no blanda. (Y puede cocinarlo al vapor, si lo prefiere).

Escurra la coliflor cocida y combínela con el apio y la cebolla. (Necesitará un tazón grande).

En otro tazón, combine la mayonesa, el vinagre, la sal, la Splenda y la pimienta. Vierta la mezcla sobre las verduras y mezcle bien. Mezcle los huevos picados al final y revuelva ligeramente para conservar algunos trozos pequeños de yema. Enfriar y servir.

Rendimiento: 12 porciones

Cada una con 3 gramos de carbohidratos y 1 gramo de fibra, para un total de 2 gramos de carbohidratos utilizables y 3 gramos de proteína.

Usa el tiempo mientras se cocina la coliflor para cortar el apio y las cebollas.

Ensalada De Papa Al Sudoeste

De todas las ensaladas de papa que se me han ocurrido, ¡esta es mi favorita!

½ cabeza de coliflor
½ taza (120 g) de mayonesa
2 cucharadas (30 ml) de mostaza picante
1 cucharada (15 ml) de jugo de lima
1 jalapeño pequeño
½ taza (30 g) de cilantro picado
1 diente de ajo, triturado
½ taza (40 g) rojo cortado en cubitos cebolla
1 tomate pequeño

Primero, corte la coliflor en trozos de ½ pulgada (1,3 cm); no se moleste en descorazonarla primero, solo corte la parte inferior del tallo y corte el corazón con el resto. Coloque los trozos de coliflor en una cazuela para microondas con tapa, agregue unas cucharadas de agua y cocine a fuego alto durante 7 minutos.

Cuando la coliflor esté lista, escurrirla y ponerla en un tazón grande para mezclar. En un tazón mediano, mezcle la mayonesa, la mostaza y el jugo de limón; luego se vierte sobre la coliflor y se mezcla bien.

Cortar el jalapeño por la mitad, quite las semillas y piquelo bien. Agréguelo a la ensalada junto con el cilantro, el ajo y la cebolla morada picada (¡no olvide lavarse las manos!); mezclar de nuevo.

Por último, corta el tallo del tomate y córtalo en dados más pequeños. Luego, revuélvalo con cuidado. Enfríe la ensalada durante unas horas antes de servir.

Rendimiento: 6 porciones

Cada porción tendrá 3 gramos de carbohidratos y 1 gramo de fibra, para un recuento de carbohidratos utilizables de 2 gramos; 1 gramo de proteína.

Ensalada De Coliflor Al Curry

Creo que esto sería genial con cordero a la parrilla o asado.

½ cabeza de coliflor
5 cebollines
4 huevos duros
½ taza (120 g) de mayonesa
1 cucharada (15 ml) de mostaza marrón picante
1 cucharadita de curry en polvo
1 pizca de sal
1 pizca de pimienta

Pique la coliflor, incluido el tallo recortado, en ½ pulgada (1,3 cm). Póngalo en una cacerola para microondas con tapa, agregue un par de cucharadas de agua, cubra y cocine a fuego alto durante 7 minutos.

Mientras tanto, corte los cebollines, incluida la parte crujiente verde, y pique los huevos duros. Luego, agregue la mayonesa, la mostaza, el curry en polvo, la sal y la pimienta en un tazón y bátelos. Listo, ¡la coliflor ya está lista! Escurrela, póngala en un bol y vierta el aderezo sobre él. Revuelva bien para que la coliflor se cubra con el aderezo. Cuando haya tenido la oportunidad de enfriarse un poco, agregue los cebolllines y los huevos y revuelva nuevamente. Refrigere hasta media hora antes de la cena. Retirar del refrigerador y dejar que se caliente un poco antes de servir; esto es bueno a temperatura ambiente.

Rendimiento: 4 a 5 porciones

Suponiendo que sean 4, cada una tendrá 3 gramos de carbohidratos, con 1 gramo de fibra, para un recuento de carbohidratos utilizables de 2 gramos; 8 gramos de proteína.

Ensalada De Tocino, Tomate Y Coliflor

Esta receta originalmente requería arroz cocido, así que pensé en probarla con "arroz" de coliflor. Me gustó tanto que lo volví a hacer al día siguiente.

½ cabeza de coliflor
½ libra (225 g) de tocino, cocido hasta que esté crujiente y desmenuzado
2 tomates medianos, picados de

10 a 12 cebolletas, en rodajas, incluida toda la parte crujiente de la verde

½ taza (115 g) de mayonesa

Sal y pimienta

Lechuga (opcional)

Pasar la coliflor por un procesador de alimentos con el disco triturador. Cocine al vapor o en el microondas hasta que esté tierno y crujiente (aproximadamente 5 minutos a temperatura alta en el microondas).

Combine la coliflor cocida con el tocino, los tomates, la cebolla y la mayonesa en un tazón grande. Agrega sal y pimienta al gusto y mezcla.

Esta ensalada tiene una forma moldeada muy bien, así que empáquela en una taza para natillas y desmoldela en un plato forrado con lechuga; se ve bastante bien servido de esta manera.

Rendimiento: 5 porciones

Cada una con 6 gramos de carbohidratos y 2 gramos de fibra, para un total de 4 gramos de carbohidratos utilizables y 15 gramos de proteína.

Ensalada Basilico Con Coliflor Y Mozzarella

Al igual que la de tocino, tomate y coliflor, originalmente requería arroz, pero funciona muy bien con la coliflor. Haga su propio pesto o use el que se compra en la tienda, como prefiera.

½ cabeza de coliflor, pasada por la cuchilla de un procesador de alimentos

15 tomates cherry, partidos por la mitad

15 aceitunas negras fuertes, sin hueso y picadas en trozos grandes

⅓ (150 g) de mozzarella, cortados en cubos de ½ pulgada (1.3 cm)

1 cucharada (10 g)) cebolla roja dulce finamente picada

2 cucharadas (30 ml) de aceite de oliva

¼ taza de pesto casero o comprado

1 cucharada (15 ml) de vinagre de vino

½ cucharadita de sal

¼ de cucharadita de pimienta

Cocine el "arroz" de coliflor hasta que esté tierno y crujiente (aproximadamente 5 minutos a temperatura alta en un microondas). Dejar enfriar.

Cuando el "arroz" esté frío, agregue los tomates, las aceitunas, la mozzarella y la cebolla y mezcle bien.

Batir el aceite de oliva, el pesto, el vinagre, la sal y la pimienta. Vierta la mezcla sobre la ensalada y revuelva.

Deje reposar la ensalada durante al menos media hora para que los sabores se mezclen; de la noche a la mañana no estaría de más.

Rendimiento: 5 porciones

Cada una con 6 gramos de carbohidratos y 1 gramo de fibra, para un total de 5 gramos de carbohidratos utilizables y 9 gramos de proteína.

Ensalada De Mozzarella

Es rica y abundante. La textura es bastante diferente dependiendo de si usa queso rallado o en cubos, pero ambos son buenos.

1½ tazas (175 g) de mozzarella rallada o en cubitos

¼ taza (25 g) de cebollines en rodajas
½ taza (60 g) de apio cortado en cubitos
¼ de taza (60 g) de mayonesa
2 cucharadas (30 ml) de vinagre de vino
½ cucharadita de orégano
½ cucharadita de albahaca

Combine la mozzarella , los cebollines y el apio en un tazón.

En un recipiente aparte, combine la mayonesa, el vinagre, el orégano y la albahaca. Vierta la mezcla sobre la ensalada, revuelva para combinar y sirva.

Rendimiento: 2 porciones

Cada una con 6 gramos de carbohidratos y 2 gramos de fibra, para un total de 4 gramos de carbohidratos utilizables y 20 gramos de proteína.

Ensalada De Aguacate, Huevo Y Queso Azul

Esta es una ensalada de huevo muy inusual! Los aguacates no solo son deliciosos y bajos en carbohidratos, ¡sino que son la mejor fuente de potasio del planeta!

1 tallo de apio, cortado en cubitos
2 cebolletas, en rodajas, incluida la parte crujiente del brote verde
½ aguacate negro, cortado en cubitos
3 huevos duros, picados
¼ taza (30 g) de queso azul desmenuzado
3 cucharadas (45 ml) de aderezo de vinagreta (me gusta Aceite de oliva y vinagre de Paul Newman).
Esto es muy simple. Simplemente combine las verduras, los huevos y el queso en un tazón para mezclar. Agrega

el aderezo y revuelve. Sirve sobre una cama de lechuga.

Rendimiento: 2 porciones

Cada una con 14 g de proteína; 7 g de carbohidratos; 2 g de fibra dietética; 5 g de carbohidratos utilizables.

Ensalada Francesa De Huevo

Esta receta es completamente diferente a cualquier ensalada de huevo que hayas probado y absolutamente maravillosa! En realidad, es una tradición francesa.

8 onzas (225 g) de ensalada estilo europeo en bolsas
2 cebollines, en rebanadas
⅓ taza (80 ml) de vinagreta balsámica embotellada (me gusta de Paul Newman)
Sal y pimienta
¼ de taza (20 g) de queso parmesano rallado
1 cucharada (15 ml) vinagre
4 huevos muy frescos

Primero ponga 1 pulgada (2,5 cm) de agua en una cacerola grande y póngala a fuego medio-alto. Ignóralo por un minuto mientras pones las verduras y las cebolletas en una ensaladera grande. Vierta la vinagreta sobre todo, agregue sal y pimienta al gusto y mezcle bien.

Rocíe un plato apto para microondas con aceite en aerosol antiadherente y extienda el queso parmesano sobre él.

Pongalo en el microondas a temperatura alta durante 1 minuto.

Mientras se cocina el queso, volvamos a esa agua. Ya debería estar bien y caliente; Bájelo a fuego lento, agregue el vinagre y escalfé los huevos. Es útil romper cada huevo en una taza o plato pequeño primero para asegurarse de que esté bueno y fresco y que la yema no se rompa. (Si es así, guárdelo para otra cosa y use otro huevo para escalfar). Luego, deslice suavemente cada huevo en el agua y escalfé hasta el grado deseado de cocción.

Mientras los huevos se cuecen a fuego lento, retire el queso parmesano del microondas; ahora será una hoja de encaje crujiente. Romperlo. Apile la ensalada en 2 platos para servir y cubra cada uno con trozos de queso parmesano crujiente. Saque los huevos ahora escalfados de la sartén con una espumadera, coloque 2 en cada ensalada y sirva.

Rendimiento: 2 porciones

Cada una con 10 gramos de carbohidratos y 4 gramos de fibra, para un total de 6 gramos de carbohidratos utilizables y 20 gramos de proteína.

Pollo Tikkamasala

Rinde: 4 porciones
Tamaño de la porción: 1 tz.
Tiempo de preparación: 10 min.
Tiempo de cocción: 20 min.
Tiempo de inactividad: 1 hora
Tiempo total: 1 hora 30 min.

Ingredientes

- Pechugas de pollo de alrededor de 1 lb. de peso (deshuesado y sin piel), cortado en pequeños trozos.

Para el macerado del pollo:

- 1 cda. de jugo recién exprimido de limón
- 1 cda. de GaramMasala
- 1 tz. de yogurt griego bajo en calorías
- ¼ de cda. de jengibre molido
- 1 ctda. de pimienta negra

Para la salsa:

- 5 dientes de ajo, aplastados y molidos
- 15 onzas de puré de tomate en lata
- 4 ctda. de pimienta de cayena
- ½ cucharadita de cúrcuma
- ½ ctda. de paprika

- ½ ctda. de sal
- 1 tz. de crema espesa batida

Para las porciones:
- Hojas de lechuga
- Cilantro picado

Instrucciones

1. En un recipiente hondo mezclar el jugo de limón, GaramMasala, el yogurt, el jengibre y la pimienta negra.
2. Agregar el pollo en cubos al recipiente.
3. Cubrir con un film adherente.
4. Dejar en el refrigerador por una hora.
5. Elegir un lugar para la preparación del salteado en la ollainstantánea.
6. Agregar los trozos de pollo y el macerado.
7. Cocinar por 5 min. revolviendo con frecuencia para que se cocine parejo.
8. Agregar el ajo, el puré de tomate, GaramMasala, pimienta de cayena, cúrcuma, paprika y sal.
9. Cubrir la olla.
10. Presionar el botón manual.
11. Cocinar a fuego alto por 10 min.
12. Liberar la presión de la olla.

13. Seleccionar el posicionamiento de salteado.
14. Agregar la crema y revolver muy bien.
15. Cocinar a fuego lento por 5 min.
16. Servir con hojas de lechuga y cilantro.

Información nutricional por porción

Sopa Cremosa De Pollo

Rinde: 8 porciones
Tamaño de la porción: 1 recipiente hondo
Tiempo de preparación: 10 min.
Tiempo de cocción: 40 min.
Tiempo de inactividad: 3 horas
Tiempo total: 3 horas y 50 min.

Ingredientes

- 6 muslos de pollo (deshuesadas), cortadas en cubos
- 4 cda. de manteca
- 8 onzas de queso crema
- ½ tz. de cebollas cortadas
- 4 ctda. de ajo picado
- ¼ de tz. de apio picado
- 6 onzas de champiñones picados
- Sal y pimienta gusto
- 3 tz. de caldo de pollo reducido en sodio
- 2 tz. de espinaca fresca
- 1 tz. de crema espesa
- 1 lb. de tocino, cocido y picado

Instrucciones

- Colocar los cubos de pollo en una bolsa Ziplock
- Agregar la manteca, el queso crema, tomillo, cebolla, ajo, apio, champiñones, sal y pimienta.
- Sellar la bolsa.
- Dejar asentar en el refrigerador por 3 horas.
- Verter la mezcla de pollo en una olla instantánea.
- Agregar el caldo de pollo.
- Presionar el botón de sopa.
- Cocinar por 30 min.
- Agregar la espinaca y la crema
- Cubrir y cocinar a fuego lento por 10 min.

Pollo Y Lentejas

Rinde: 8 porciones
Tamaño de la porción: 1 1/3 de tz.
Tiempo de preparación: 10 min.
Tiempo de cocción: 30 min.
Tiempo de inactividad: 0 min.
Tiempo total: 40 min.

Ingredientes

- 12 onzas de muslo de pollo (deshuesado y sin piel), cortado en trozos.
- 1 lb. de lentejas secas.
- 1 cebolla picada en pequeños trozos.
- 3 dientes de ajo, machacado y picado.
- 1 tomate cortado en cubos.
- ¼ de una tz. de cilantro picado.
- 2 cebolletas cortadas en pequeños trozos.
- 7 tz. de caldo de pollo bajo en sodio.
- ½ ctda. de paprika.
- 1 ctda. de comino.
- ¼ de ctda. de orégano.
- 1 ctda. de ajo en polvo.

- Sal a gusto.

Instrucciones

- Colocar todos los ingredientes en una olla instantánea.
- Mezclar bien.
- Colocar la olla en posición sopa.
- Cocinar por 30 min.
- Liberar la presión manualmente.
- Servir caliente.

Pollo Con Salsa Cremosa

Rinde: 6 porciones
Tamaño de la porción: 1 tz.
Tiempo de preparación: 10 min.
Tiempo de cocción: 20 min.
Tiempo de inactividad: 0 min.
Tiempo total: 30 min.

Ingredientes

- 2 lb. ½ de pechuga de pollo.
- ½ tz. de caldo de pollo reducido en sodio.
- ½ tz. de requesón.
- 1 tz. de salsa.
- ¼ de tz. de crema agria.
- 1 ctda. de condimento para tacos.
- ¼ de tz. de aguacate cortado en trozos.
- ¼ de tz. de frijoles.
- ¼ de tz. de queso cheddar rayado.

Instrucciones

1. Agregar las pechugas de pollo a la olla instantánea.

2. Verter el caldo de pollo sobre las pechugas de pollo.
3. Elegir modo carnes.
4. Cerrar la tapa.
5. Cocinar por 10 min.
6. Utilizar el botón para liberar la presión.
7. Pasar el pollo a un plato.
8. Desmenuzar utilizando dos tenedores.
9. Reservar ¼ de tz. de caldo de pollo de la olla.
10. Deshacerse del excedente de líquido.
11. Agregar el requesón, el queso crema, la salsa, la crema agria y condimento para taco a la olla.
12. Volver a verter el caldo de pollo nuevamente a la olla.
13. Colocar el modo cocción lenta.
14. Cocinar por 10 min.
15. Colocar el pollo desmenuzado nuevamente en la olla.
16. Mezclar bien.
17. Servir con aguacate, frijoles negros y queso cheddar.

Pollo Vindaloo

Rinde: 4 porciones
Tamaño de la porción: 1 pollo, ¼ de tz. de salsa
Tiempo de preparación: 15 min.
Tiempo de cocción: 35 min.
Tiempo de inactividad: 4 horas
Tiempo total: 4 horas y 50 min.

Ingredientes

- Rociador para cocinar
- 1 tz. de cebollas cortada en dados
- 5 dientes de ajo, aplastados y picados.
- 1 cda. de jengibre rallado
- ¼ de tz. de vinagre blanco
- 1 tz. de tomate cortado en cubos
- 1 ctda. de sal
- 1 ctda. de paprika ahumada
- ½ ctda. de cilantro molido
- ½ ctda. de pimienta de cayena
- ½ ctda. de comino molido
- ½ ctda. de cúrcuma

- 1 lb. de muslos de pollo (deshuesados y sin piel)
- ¼ de tz. de agua

Instrucciones

1. Rociar aceite de cocina sobre una sartén.
2. Colocar la sartén a fuego medio.
3. Cocinar las cebollas, el ajo y el jengibre por 5 min.
4. En una licuadora colocar las cebollas salteadas, el ajo y el jengibre.
5. Agregar el vinagre blanco, los tomates, sal, GaramMasala, paprika, cilantro, pimienta de cayena y comino.
6. Licuar hasta que quede suave.
7. Agregar la cúrcuma.
8. Mezclar bien.
9. Embeber el pollo en el marinado por 4 horas.
10. Agregar el pollo marinado en la olla instantánea.
11. Programar en modo manual.
12. Cocinar a fuego fuerte por 15 min.
13. Liberar la presión naturalmente.

14. Presionar el modo fuego lento y cocinar por 15 min. más.

Pollo Con Salsa

Rinde: 12 porciones
Tamaño de la porción: De 1 a 2 piezas de pollo, 2 cda. de salsa
Tiempo de preparación: 5 min.
Tiempo de cocción: 40 min.
Tiempo de inactividad: 0 min.
Tiempo total: 45 min.

Ingredientes

- 2 cdas. de aceite de oliva, divididas.
- 6.5 lb. de pollo entero.
- ½ ctda. de sal.
- ½ ctda. de pimienta.
- ½ ctda. de ajo en polvo.

- ½ ctda. de cebolla en polvo.
- 1 ctda. de condimento italiano seco.
- 1 tz. y media de caldo de pollo reducido en sodio.
- 2 ctda. de goma de Guar.

Instrucciones

1. Frotar la mitad del aceite de oliva sobre todo el pollo.
2. Verter el aceite restante en la olla instantánea.
3. Mezclar la sal, la pimienta, el ajo en polvo, la cebolla en polvo y el condimento italiano seco en un recipiente hondo.
4. Rociar todo el pollo con la mezcla.
5. Seleccionar la función fuego lento.
6. Colocar el pollo con las pechugas hacia abajo.
7. Cocinar por 5 min.
8. Dar vueltas el pollo y cocinar por otros 5 min.
9. Agregar el caldo de pollo.
10. Cerrar la olla.
11. Seleccionar el modo manual y cocinar a fuego fuerte por 40 min.

12. Liberar la presión manualmente.
13. Retirar el pollo de la olla.
14. Agregar la goma de Guar al caldo caliente en la olla.
15. Seleccionar el modo fuego lento.
16. Revolver hasta que la salsa se espese.
17. Servir el pollo con la salsa.

Costillitas De Cerdo

Rinde: 2 porciones
Tamaño de la porción: ½ lb.de costillas de cerdo, 1/8 de tz.de salsa
Tiempo de preparación: 5 min.
Tiempo de cocción: 20 min.
Tiempo de inactividad: 0 min.
Tiempo total: 25 min.

Ingredientes

- 1 tz. de agua
- 1 paquete de mezcla desopa de cebolla
- 1 lb. de costillitas de cerdo
- 1 botella de salsa de búfalo

Instrucciones

1. Colocar en la olla instantánea la rejilla para cocinar al vapor.
2. Agregar agua en el fondo de la olla.
3. Esparcir la mezcla de sopa de cebolla sobre las costillitas de cerdo.
4. Colocar las costillitas sobre la rejilla.
5. Verter la salsa de búfalo sobre las costillitas, dejando a un lado ¼ de salsa para las porciones a servir.
6. Seleccionar el botón manual y cocinar a fuego fuerte por 20 min.
7. Liberar la presión manualmente.
8. Servir las costillitas con el restante de la salsa de búfalo.

Chuletas De Cerdo Con Salsa Ranchera De Mantequilla

Rinde: 3 porciones
Tamaño de la porción: 1 chuleta de cerdo, 2 cda.de salsa
Tiempo de preparación: 5 min.
Tiempo de cocción: 15 min.
Tiempo de inactividad: 0 min.
Tiempo total: 20 min.

Ingredientes

- ½ cda. de aceite de coco
- 3 chuletas de cerdo
- ½ barra de mantequilla cortada en cubos
- ½ paquete de mezcla ranchera
- ½ tz. de caldo de pollo

Instrucciones

1. Colocar el aceite de coco en la olla instantánea.
2. Seleccionar la función de cocción lenta para calentar el aceite.

3. Colocar las chuletas de cerdo dentro de la olla.
4. Cocinar hasta que este sellado en ambos lados.
5. Colocar los cubos de mantequilla sobre las chuletas de cerdo.
6. Esparcir el condimento ranchero sobre las chuletas de cerdo.
7. Verter el caldo de pollo en la olla.
8. Cubrir la olla.
9. Seleccionar el botón de manual.
10. Programar por 5 min.
11. Cocinar a fuego fuerte.
12. Dejar liberar la presión de manera natural.
13. Verter la salsa sobre las chuletas antes de servir.

Asado De Cerdo Jamaiquinojerk

Rinde: 12 porciones
Tamaño de la porción: 4 onzas de cerdo asado
Tiempo de preparación: 5 min.
Tiempo de cocción: 1 hora
Tiempo de inactividad: 0 min.
Tiempo total: 1 hora y 5 min.

Ingredientes

- 1 cda. de aceite de oliva
- 4 lb. de lomo de cerdo
- ¼ de tz. de mezcla de especias al estilo Jamaiquino Jerk bajo en sodio y libre de azucares.
- ½ tz. de caldo de carne bajo en sodio

Instrucciones

1. Verter el aceite de oliva sobre el lomo de cerdo.
2. Condimentar el lomo de cerdo con la mezcla de especias Jamaiquino Jerk.
3. Seleccionar el modo cocción lenta.
4. Cocinar la carne hasta que esté dorada en ambos lados.

5. Verter el caldo de carne en la olla.
6. Cubrir la olla.
7. Seleccionar manual.
8. Cocinar a fuego fuerte por 45 min.
9. Liberar la presión.
10. Desmenuzar el cerdo con dos tenedores.
11. Verter la salsa sobre el cerdo antes de servir.

Licuado Florida Sunshine

El sabor de la mezcla de cítricos realmente va de la mano para hacer de este licuado una dosis de sol de mañana en un vaso. Combina todos los ingredientes en una licuadora y licúalos hasta que quede suave y bien mezclado.

1 taza (245 g.) de yogurt natural sin grasa
½ taza (120 ml.) de bebida láctea baja en carbohidratos
¼ de ctda.de jugo en polvo de pomelo rosado sin azúcar
1/8 de ctda.de jugo en polvo de naranja bajo en azúcar
1/8 de ctda.de limonada bajo en azúcar

Mezclar todos los ingredientes en una licuadora y licuar hasta que quede suave y bien mezclado.
Rinde: *1 porción*
Cada una contiene 19 g. de proteínas, 5 g. de carbohidratos, 0 g. de fibra dietética, 5 g. de carbohidratos utilizables

Refresco de melón y lima

1 taza (245 g.) de yogurt natural sin grasa

½ taza (120 ml.) de bebida láctea baja en carbohidratos

½ taza (90 g.) de trozos de melón congelados

¼ de ctda.de jugo en polo bajo en azúcar de lima limón

Goma de guar o xanthan

Mezclar todos los ingredientes en una licuadora y licuar hasta que quede suave y bien mezclado.

Placer naranja-durazno

1 taza (245 g.) de yogurt natural sin grasa

½ taza (120 ml.) de bebida láctea baja en carbohidratos

½ taza (125 g.) de duraznos cortados en rodajas, congelados

½ ctda.de jugo en polvo bajo en azúcar de naranja

½ ctda.de goma de guar o xanthan

Mezclar todos los ingredientes en una licuadora y licuar hasta que quede suave y bien mezclado.

Batido De Tarta De Manzana

Este batido esta condimentado a base de canela y manzana. El polvo de proteína de vainilla le agrega un toque a la moda.

1 taza (245 g.) de yogurt natural sin grasa
½ taza (120 ml.) de bebida láctea baja en carbohidratos
2 cucharadas (16 g.) de suero de proteína de vainilla en polvo
2 cucharadas (28 ml.) de jarabe de manzana verde bajo en azúcar
¼ de cda.de canela molida
1 pizca de clavo molido

Mezclar todos los ingredientes en una licuadora y licuar hasta que quede suave y bien mezclado.

Smash De Sandía-Melóncantaloupe

Si te gustaría hacerlo con aún más melón, utiliza la mitad de un melón cantaloupe y las mitad de un melón rocío de miel aunque el color no será tan agradable.

1 taza (245 g.) de yogurt natural sin grasa
½ taza (120 mililitros) de bebida láctea baja en carbohidratos
½ taza (90 gramos) de melón cantaloupe cortados en trozos y congelados. 2 cda.(28 ml) de jarabe de sandía bajo en azúcar.
Goma de guaro o xathan

Mezclar todos los ingredientes en una licuadora y licuar hasta que quede suave y bien mezclado.

Helado De Vainilla-Cereza En Un Vaso

¿Te gustan los helados de vainilla y cereza? ¡Entonces tienes que probar este batido!

½ tz. (70 g.)dehelado de vainilla sin azucares agregados

1 tz. ½ (335 ml.) de bebida láctea baja en carbohidratos

¼ de tz (30 g.) de cerezas acidas enlatadas en agua. Drenarlas

2 cdas. (16 g.) de suero de proteína de vainilla en polvo

1 cda. (15 ml.) de jarabe de cereza sin azúcar

½ ctda.de extracto de vainilla. Goma de guar o xanthan

Mezclar todos los ingredientes en una licuadora y licuar hasta que quede suave y bien mezclado.

Batido De Moras Y Frambuesas

1 tz. (245 g.) de yogurt natural sin grasa
½ tz. (120 ml.) de bebida láctea baja en carbohidratos
1/3 de tz. (85 g.) de frutos rojos congelados
2 cdas. (30 ml.) de jarabe de frutilla sin azúcar

Mezclar todos los ingredientes en una licuadora y licuar hasta que quede suave y bien mezclado.

Bengala De Frutilla-Kiwi

Ya tienes tu bebida de frutilla-kiwi, tienes tus frutillas, tienes kiwi. ¿Qué podría ser más sencillo? Por suerte, la combinación de colores no lo convierte en marrón a este batido. Estaba un poco preocupado por eso.

1 tz. (245 g.) de yogurt natural sin grasa
½ tz. (120 ml.) de gaseosa de dieta de frutilla-kiwi
½ kiwi en fruta sin piel. (No me moleste en congelar las mías)
 5 frutillas medianas congeladas.

Mezclar todos los ingredientes en una licuadora y licuar hasta que quede suave y bien mezclado.

Panqueques De Arándano En Un Vaso

Imaginé si los arándanos quedan bien en panqueques, con jarabe y todo. ¿Por qué no probar los mismos sabores en un batido?

1 tz. (245 g.) de yogurt natural sin grasa
½ tz. (120 ml.) de bebida láctea baja en carbohidratos
½ tz. (75g.) de arándanos congelados.
2 cdas. (30 ml.) de jarabe para panqueques sin azúcar.
¼ ctda. de canela molida.

Mezclar todos los ingredientes en una licuadora y licuar hasta que quede suave y bien mezclado.

El Batido Del Rey

Según se dice, el emparedado favorito de Elvis era el de mantequilla de maní y banana frita en pan blanco. Si él hubiese bebido esto, en cambio, ¡habría sido más saludable!

1 tz. y media (335 ml.) de bebida láctea baja en carbohidratos
3 cdas. (50 g.) de mantequilla de maní natural.
2 cdas. (16 g.) suero de proteína de vainilla en polvo
2 cdas. (30 ml.)de jarabe de banana sin azúcar
Goma de Guar o Xanthan

Mezclar todos los ingredientes en una licuadora y licuar hasta que quede suave y bien mezclado.

Latte Congelado De Avellana-Almendrado

Esta bebida de nuez es realmente muy buena. Atkins hace jarabes de avellana, y Da Vinci hace jarabes de almendrado.

½ tz. (70 g.) helado de vainilla sin azúcar agregada
1 tz. (240 ml.) bebida láctea baja en carbohidratos
1 cda. (8 g.) suero de proteína de vainilla en polvo
1 ctda. y ½ de café instantáneo granular
1 cda. (15 ml.) jarabe de avellana sin azúcar
1 cda. (15 ml.) jarabe de almendrado sin azúcar, goma de Guar o Xanthan

Mezclar todos los ingredientes en una licuadora y licuar hasta que quede suave y bien mezclado.

Alegría De Almendras En Un Vaso

Haz esta bebida sin el extracto de almendra si quieres un licuado de montículos.

1 tz. y ½ (360 ml.) de bebida láctea baja en carbohidratos sabor chocolate
2 cdas. (16 g.) de suero de proteína de chocolate en polvo
2 cdas. (10 g.) de cacao en polvo sin azúcar
¼ de ctda. de extracto de almendra
¼ de ctda. de extracto de coco

Mezclar todos los ingredientes en una licuadora y licuar hasta que quede suave y bien mezclado.

Muerte Por Chocolate

Coloqué cada ingrediente de chocolate que tenía a mano en este batido. ¡No era de sorprenderme que estuviera genial!

½ tz. (70 g.) de helado de chocolate sin azúcares agregados
1 ½ tz. (360 ml.) de bebida láctea baja en carbohidratos sabor chocolate
2 cdas. (16 g.) de suero de proteína de chocolate en polvo
2 cdas. (30 ml.) de jarabe de chocolate sin azúcar
2 cdas. (10 g.) cacao de chocolate sin azúcar agregada

Mezclar todos los ingredientes en una licuadora y licuar hasta que quede suave y bien mezclado.

Batido Con Helado De Cerveza De Raíz

Mi hermana tiene en la casa cerveza de raíz IBC sin agregado de azúcar y helado Dreyer de vainilla sin azúcar para este propósito y solo para esto.

1 bocha pequeña de helado de vainilla sin azúcar o 1 porción de helado de vainilla AtkinsEndulgeSuper Premium.
1 lata o botella (12 onzas, o 360 ml.) cerveza de raíz sin azúcar, bien helada

Colocar el helado en un vaso grande o un tazón y verter la cerveza de raíz sobre la misma. Servir con sorbetes y una cucharada de mango largo.

Batido Con Helado De Chocolate

Si puedes conseguir gaseosa de dieta sabor a chocolate en tur región, esta es una rica variante del Flotador de cerveza de raíz.

1 bocha pequeña de helado de vainilla sin azúcar o 1 porción de helado de vainilla AtkinsEndulgeSuper Premium.
1 lata (12 onzas, o 360 ml.) de gaseosa sabor a caramelo de chocolate sin azúcar, bien helado.

Colocar el helado en un vaso grande o un tazón y verter la gaseosa sobre el mismo. Servir con sorbetes y una cuchara de mango largo.

Batidodreamsicle

Si eras fanático de Dreamsicle de niño, amarás este batido.

1 bocha pequeña de helado de vainilla sin azúcar o 1 porción de helado de vainilla AtkinsEndulgeSuper Premium.
1 lata (12 onzas o 360 ml.) de gaseosa de naranja sin azúcar, bien helada.

Colocar el helado en un vaso grande o un tazón y verter la gaseosa sobre el mismo. Servir con sorbetes y una cuchara de mango largo.

La Bebida Del Granjero

Este es mucho más sencillo que un batido y un poco más bajo en carbohidratos

¼ de tz. (60 ml.) de crema doble
1 lata (12 onzas o 360 ml.) de gaseosa sin azúcar de un sabor a tu gusto, bien helada

Simplemente verter el helado en el fondo de un vaso grande y luego verter la gaseosa

Té Especiado De Cyndyriser

Esta es una versión baja en carbohidratos de una antigua y predilecta receta

1 paquete de Tang sin azúcar (hacer 6 quartos [5.7 l.])
2/3 de tz. (80 g.) de té instantáneo
2 paquetes de limonada sin azúcar (cada uno son 2 cuartos [1.9 l.])
1 cda. (6.3 g.) de clavo de olor molido
1 cda. (6.9 g.) de canela molida
2 tz. (50 g.) Splenda

Mezclar todos los ingredientes. Almacenarlo en un recipiente hermético. Agregar una ctda abundante a 1 tz. de agua caliente (240 ml.)

Té Dulce

Té dulce- té helado con mucha azúcar- es la bebida de verano por defecto en el Sur. Aquí tienes las proporciones de este clásico para realizarlo en una jarra grande pero sin azúcar.

6 tz. (1.5 l.) de agua
4 saquitos de té tamaño familiar
1 tz. (25 g.) deSplenda
Agua para llenar

Dejar que el agua de 6 tzs. (1.5 l.) rompa en hervor en una cacerola, luego agregar los saquitos de té. Dejarlos asentar por solo 1 min., luego retirarlo del fuego y dejarlo fermentar por 10 minutos. Retirar los saquitos de té, escurriéndolos en el proceso.
Agregar Splenda y revolver brevemente para disolver. Ahora verter dicha concentración en una jarra de 1 galón (3.8 l.) y llenarla con agua. Server con hielo.

Eggiweggnog

Esto es para aquellos de ustedes que pueden consumir huevo crudo. Mi esposo estaría encantado de tener esto como desayuno todos los días.

3 huevos ½ tz. (120 ml.) de crema entera
½ tz. (120 ml.) leche semidescremada
2 cdas. (3 g.) Splenda
1 ctda. de extracto de vainilla
Pizca de sal
Pizca de nuez moscada

Colocar los huevos, la crema entera, leche semidescremada, Splenda, vainilla y sal en una licuadora. Licuar por 30 segundos más o menos. Verter en vasos, espolvorear un poco por encima con nuez moscada y a beberlo.

Ponche De Huevo Cocido

Esto es para tus amigos que no pueden consumir huevo crudo- lo cual es bastante desagradable, también. Solo toma un poco más de tiempo.

2 tzs. (475 ml.) de leche semidescremada
1 tz. (240 ml.) crema de leche
¼ de tz. (6 g.) Splenda
1 ctda. de extracto de vainilla
¼ ctda. de sal
6 huevos
1 tz. (240 ml.) de agua
Pizca de nuez moscada

En una taza medidora grande de vidrio mezclar la leche semidescremada. Llevarla al microondas al 70% de velocidad por 3-4 minutos o hasta que este tibia pero no hirviendo. (Esto solamente es solamente para ahorrar tiempo no es esencial; si lo prefieres, puedes calentar la leche semidescremada junto con la crema de leche en una cacerola a fuego lento. La utilizarás para terminar la receta).
Luego de calentarlo en el microondas, verter la mezcla de leche semidescremada en una

cacerola de fondo pesado y batir Splenda con la vainilla, sal y huevos. Prender las hornallas a fuego lento (si tienes un difusor de calor o un hervido doble, este sería un buen momento para utilizarlo) y quedarse allí batiendo el ponche de huevo constantemente hasta que este lo suficientemente espeso para cubrir una cuchara de metal con una fina envoltura. Esto tomará, lamento decirlo, por lo menos 5 min. y como mucho, 20 min.

Batir en el agua y dejar enfriar. Esparcir un poco de nuez moscada sobre cada porción y siéntete libre de hacerlo si te gusta.

Chai

Mi querida amiga Nicole es devota de este té saborizado de India. Ella me sugirió presentar una versión baja en carbohidratos, y aquí está. Realiza una horneada y tu casa entera olerá fantástica.

1 cda. (6 g.) de semillas de hinojo o semillas de anís
6 vainas de cardamomo verde
12 clavos de olor
1 palillo de canela
¼ de pulgada (6 mm.) de raíz de jengibre fresco, rebanado finamente
¼ de ctda. de granos enteros de pimienta negra
2 hojas de laurel
7 tzs. (1.7 l.) de agua
2 cdas. (13.5 g.) de té Darjeeling suelto
1/3 de tz. (8 g.) deSplenda
1/8 de cda. de melaza
½ tz. (120 ml.) crema de leche mezclada con ½ tz. (120 ml.) de agua, o 1 tz. (240 ml.) de leche semidescremada.

Mezclar el hinojo, el cardamomo, los clavos de olor, la canela, el jengibre, la pimienta, las hojas de laurel y el agua. Dejarlo que rompa en hervor y dejarlo hervir por 5 min.

Agregar el té, apagar el fuego, cubrir y dejar la mezcla en remojo por 10 min. Escurrir y batir en la Splenda, melaza y crema. Puedes refrigerarlo por un día o dos y recalentarla en el microondas cuando desees una taza.

Cacao

La mezcla de chocolate caliente más baja en carbohidratos del mercado es Swiss Miss Diet, pero esta es mejor.

1 tz. (240 ml.) de crema de leche
1 tz. (240 ml.) de agua
2 cdas. (11 g.) cacao en polvo sin azúcar
1 ½ o 2 cdas. (2 o 3 g.) deSplenda
2 cdas. (16 g.) de suero de proteína de vainilla en polvo
Pequeña pizca de sal

Sobre fuego lo más lento posible (no es molestia usar un difusor de calor o un calentador doble) mezclar la crema y el agua. Cuando este comenzando a calentarse, agregar el cacao, Splenda, proteína en polvo, y sal; batir hasta que esté bien unido. Dejar que apenas rompa en hervor y luego verter en tazas.

Moca Caliente De Canela

Junta todo esto en tu olla de cocción lenta antes de ir a patinar, cantar villancicos o ir a un partido de fútbol y así tendrás una fiesta de invierno esperándote cuando llegues a casa.

½ galón (1.9 l.) bebida láctea sabor a chocolate baja en carbohidratos
2 bastoncitos de canela
3 cdas. (9 g.) de granos de café instantáneo
1 ½ ctda. de extracto de vainilla

Mezclar todo en tu olla de cocción lenta y revuelve una vez. Tapar la olla, ponerla a fuego fuerte y dejar cocinar por 3 horas. Bajar a fuego a lento y servir desde la olla. ***Si es una fiesta para adultos, colocar una botella de Mockahlua (página 46) a un lado para un poco de picor!***

Café Cremoso De Vainilla

Reader HoneyAshton envía esta pequeña golosina y dice que es muy buena también con hielo.

1 tz. caliente (240 ml.) de café descafeinado
2 cdas. (56 g.)polvo sustitutivo de harina de batido de vainilla bajo en carbohidratos
1 a 2 cdas. de jarabe sin azúcar sabor a vainilla y café.
Canela (opcional)

Mezclar el café, el polvo de batido de vainilla, y el jarabe sabor café. Decorar con canela (en caso de utilizarla).

Café Irlandés

Si va a tomar uno luego de la cena, deberás hacerlo con café descafeinado en lugar de café regular.

2 onzas (60 ml.) de whisky irlandés
6 onzas (170 ml.) de café caliente
1 a 2 ctdas. deSplenda
1 cda. de batido (página 552)

Colocar el whisky en una copa de café irlandés o una taza. Llenar con café. Revolver en Splenda y colocar como cobertura crea batida.

Café Chantilly

¡Este es un clásico!
1 cda. (15 ml.) de coñac
4 onzas (120 ml.) de café preparado
Crema batida sin azúcar (batir crema de leche con una batidora eléctrica)

Solamente batir el coñac en el café, adornar con un poco de crema batida y servir.

Café Mejicano

Tradicionalmente se realiza con azúcar piloncillo- azúcar morena de Méjico- y leche. Pero, esto contiene muchos carbohidratos para nosotros. Aquí tienes la versión baja en carbohidratos.

6 onzas (170 ml.) de café preparado
2 a 3 cdas. (30 a 45 ml.) de crema espesa
2 ctdas. deSplenda
2 gotas de melaza morena*
Una pizca de canela molida
Una pizca de clavos de olor

Verter el café y revolver en la crema, Splenda, y la melaza. Esparcir las especias por encima y servir.

Shandy

Este es un clásico refresco de verano británico. Si haces dos,¡terminarás por usar toda la cerveza y todo el refresco de jengibre!

6 onzas (180 ml.) de cerveza baja en calorías bien helada
6 onzas (180 ml.) de refresco de jengibre de dieta bien helado

Simplemente mezcla ambas bebidas en un vaso alto de cerveza.

Cuba Libre

Apuesto que muchos de ustedes lo pensaron hacer por sí mismos. Pero aquí tienen la receta para aquellos que no lo hicieron.

1 trago (1 ½ onzas o 42 ml.) de ron blanco
Cola de dieta
Un gajo de lima

Colocar el trago de ron en un vaso alto, llenar con hielo y verter la cola de dieta hasta rebasar. Exprimir un gajo de lima.

Sangría

Este es uno de los tragos favoritos y refrescantes del verano

1 ½ l. de vino rojo seco- Burgundy, Merlot o el que te guste. (Puedes utilizar una económica).
2/3 de tz. (16 g.) deSplenda
½ ctda. de extracto de naranja
½ ctda. de extracto de limón
1 naranja
1 limón
1 lima
Agua con gas sin azúcar sabor a naranja o limón

1. Verter el vino en un recipiente que no reaccione ni se descomponga. Revolver con Splenda y los extractos.
2. Tienes que decidir si vas a servir la sangría desde un recipiente de ponche o desde una vieja jarra bien limpia. Personalmente, la coloque en una antigua jarra de vinagre de 1 galón (3.8 l.). Pero, hice esto porque era para llevar a acampar.
3. Si vas a colocar la sangría en un recipiente de ponche, simplemente limpia muy bien la fruta y córtala en gajos tan finos como puedas. Colócalos

en el recipiente con la mezcla de vino/Splenda y déjalo acerar por una hora antes de servir.
4. Si utilizas una jarra, necesitarás cortar la fruta en pequeños trozos para que puedan caber por el cuello de la misma. Coloca la fruta en la jarra y luego vierte la mezcla del vino/Splenda sobre las mismas. Nuevamente, dejar macerar por al menos una hora.
5. Cuando llegue el momento de servir la sangría llena un vaso alto con hielo y vierte 4 onzas (120 ml.) de la mezcla del vino. Llénalos hasta el borde con agua gasificada sabor a naranja o limón.

Estupendas Alitas De Pollo

1 ctda. de sal

½ ctda. de pimienta
½ tz. de mantequilla
4 onzas (1.8 g.) de alitas de pollo
1 tz. (100 g.) de queso parmesano gratinado
2 cdas. (2.6 g.) de perejil seco
1 cda. (5.4 g.) de orégano seco
2 ctdas. de paprika

Precalentar el horno a 350 °F (180 °C o termostato 4). Forrar una bandeja de horno llana con papel de aluminio (No omitir este paso porque estarás sino estarás fregando la bandeja por una semana).

1. Cortar la alas parcialmente deshuesadas, guardando las partes puntiagudas (¿No sabes qué hacer con ellas? Frísalas para una sopa- son buenas para caldo.)
2. Mezclar el queso parmesano con el perejil, el orégano, la paprika, la sal y la pimienta en un recipiente.
3. Derretir la manteca en un recipiente plano o sartén.
4. Sumergir cada palillo de ala de pollo en la manteca, hacerlos rodar por el parmesano y la mezcla de aderezo. Luego, acomodarlos en la fuente forrada.

5. Hornear por una hora- luego te arrepentirás de no haber hecho la receta de manera doble.

Alitas Chinas De Maní

Si te encantan las costillitas chinas a la parrilla, tienes que hacer esta receta.

¼ tz. (60 ml.) de salsa de soja
3 cdas. (4.5 g.) deSplenda
3 cdas. (48 g.) de mantequilla de maní natural
2 cdas. (30 ml.) de jerez seco
1 cda. (15 ml.) de aceite
1 cda. (15 ml.) de vinagre de sidra de manzana
2 cdas. de 5 especias de Chinaen polvo
¼ ctda. de hojuelas de pimienta roja (o más si lo deseas más picante)
1 diente de ajo picado
12 alas de pollo o 24 *drumettes*.

1. *Precalentar el horno a 325 °F (170 °C o termostato 3).*
2. **Colocar la salsa de soja, la Splenda, la mantequilla de maní, el jerez, aceite, vinagre, el polvo de especias, las hojuelas de pimienta y el ajo en una batidora o procesador de aliento y mezclar bien.**
3. **Si tienes alas de pollo enteras y quisieras cortarlas en "drumettes"**

(parcialmente deshuesada), hazlo ahora (Es cuestión de gusto, no es esencial).
4. Colocar las alas en una sartén grande, verter la salsa sobre las mismas dándolas vuelta para cubrirlas completamente. Dejarlas asentarse por al menos media hora (una hora es aún mejor),
5. Hornear las alas por una hora, volteándolas cada 20 min.
6. Cuando las alas estén hechas, colocarlas en una bandeja para servir. Raspa la salsa de la sartén para volver a colocarla en la batidora o procesador de comida.
7. Batir nuevamente por poco tiempo para que quede suave y servirlo con las alitas.

Alas Con Chile Y Lima

1 cda. (7 g.) de paprika
1 ctda. de chile en polvo
1 ctda. de orégano seco picado
¼ ctda. de sal
¼ ctda. de pimienta
½ ctda. de ajo en polvo
1 ½ onzas (680 g.) de alitas de pollo
3 cdas. (4 ml.) de aceite de oliva
1 lima cortada en gajos

Precalentar el horno a 375 °F (190 °C o termostato 5).
En un recipiente pequeño, mezclar la paprika y los siguientes ingredientes (finalizando en el ajo en polvo).
Si te gustan los "drumettes" individuales, corta las alitas (o puedes conseguirlas así). Colocarlas en una sartén y pincelarlas con aceite de oliva. Luego cubrirlas con la mezcla de la paprika de manera pareja.
Rostizar por 45 min. pero una hora no le haría mal a nadie si las deseas crocantes.
Si tienes un asador con una canasta es otra forma de hacerlas. Servir caliente, con gajos de lima para exprimir sobre las alitas.

Alas Pegajosas Chinas

3 onzas (1.4 g.) de alitas de pollo
¼ tz. (60 ml.) de jerez seco
¼ tz. (60 ml.) de salsa de soja
¼ tz. (60 ml.) de imitación de miel sin azúcar
1 cda. (6 g.) raíz de jengibre rallada
1 diente de ajo
½ ctda. de pasta de chile-ajo

Corta las alitas en "drumettes" si están enteras. Colócalas en una bolsa de plástico de cierre hermético.

Mezcla todo lo demás, guardando algo del marinado para untar luego. Verter el resto en la bolsa. Sellar la bolsa, sacando el aire mientras lo haces. Voltea la bolsa unas cuantas veces para cubrir las alitas. Luego, colocarla en el refrigerador por unas cuantas horas (un día entero sería brillante).

Precalentar el horno a 375 °F (190 °C o en termostato 5). Saca la bolsa, quitar el marinado y acomodar las alitas en una fuente plana. Déjalas por una hora en el horno, untándolas cada 15 min. con el marinado de reserva. Utiliza utensilios limpios cada vez que lo hagas.

¡Servir con muchas servilletas!

Alitas De Pollo Con Limón Y Soja

Estas también son al estilo de China, solo que de una manera diferente.

8 alitas de pollo enteras
3 dientes de ajo
1 cda. (6 g.) de raíz de jengibre rallada
2 cdas. (30 ml.) de jugo de limón
3 cdas. (45 ml.) de salsa de soja
1 cda. (15 ml.) de imitación de miel sin azúcar
1 cda. (15 g.) deSplenda
½ ctda. de chile en polvo

Si te gustan las alitas cortadas en "drumettes", hazlo primero. Esto se viene repitiendo. Colocar las alitas en una bolsa de plástico con cierre hermético.

Mezclar todo lo demás. Reservar algo del líquido para untar. Verter el resto sobre las alitas. Sellar la bolsa, sacando el aire a medida que lo hagas. Mover la bolsa para cubrir todas las alitas con la salsa.

Precalentar el horno a 375 °F (190° C o el termostato a 5). Mientras el horno se calienta, drenar el marinado de las alitas. Colócalas en una bandeja plana y rostizar por 1 hora untándolas 2 o 3 veces con el marinado de reserva. Utiliza utensilios limpios cada vez que lo hagas.

Alitas De Pollo Al Limón Y Mostaza

10 alitas de pollo
3 cdas. (45 ml.) Mostaza marrón
2 cdas. (3 g.) deSplenda
2 cdas. (30 ml.) de jugo de limón
½ ctda. de pasta de chile
¼ ctda. de sal o sal vegana

Precalentar el horno a 400°F (200 °C o el termostato a 6). Cortar las alitas en "drumettes". Coloca las alitas en una bandeja. Mezclar todo lo demás. Pincelar con la mitad de la mezcla las alitas y hornearlas de 20 a 25 min. Voltearlas y pincelar con el resto de la mezcla de mostaza utilizando un utensilio limpio. Hornear por otros 20 a 25 min. Servir.

Huevos Rellenos

Huevos rellenos del suroeste

Estos huevos picantes fueron un éxito total en la fiesta que los lleve.

6 huevos duros hervidos
2 cdas. (28 g.) de mayonesa
1 cda. (15 g.) de yogurt natural
1 cda. (10 g.) de cebolla picada
¾ cda. de chile en polvo
1 cda. (15 ml.) de vinagre de sidra
1/8 ctda. de ajo, finamente picado

Pelar los huevos y cortarlos a la mitad. Cuidadosamente remover las yemas y colocarlas en un recipiente. Organizar las claras en una bandeja.

Mezclar las yemas muy bien con un tenedor y luego ir agregando la mayonesa y el yogurt. Cuando la mezcla este suave, revolver con el resto de los ingredientes. Con una cucharada volver a colocar la mezcla en los huecos de las claras. Puedes esparcir un poquito de chile en polvo o paprika por encima para que luzcan más festivos.

Huevos De Cebolla

6 huevos duros hervidos
5 cdas. (70 g.) de mayonesa
1 ctda. de mostaza de Dijón o mostaza marrón picante
2 ½ ctda. de cebolla morada finamente picada.
5 gotas de salsa picante con pimienta
½ ctda. de sal o sal vegana

Pelar los huevos y cortarlos a la mitad. Cuidadosamente remover las yemas y pasarlas a un recipiente. Colocar las claras en una fuente. Mezclar las yemas con un tenedor. Revolver junto con la mayonesa, la mostaza, la cebolla, la salsa de pimienta picante y la sal. Mezclar bien hasta que quede cremosa. Con una cucharada volver a colocar la mezcla en los huecos de las claras.

Huevos Y Pescado

Esta receta es huevos con pescado, no huevos de pescado. Si pensaste que los huevos rellenos no podrían ir a una fiesta exclusiva, esto cambiará tu forma de pensar.

6 huevos duros hervidos
2 cdas. (28 g.) de mayonesa
2 cdas. (30 g.) de crema ácida
¼ tz. (50 g.) salmón ahumado picado finamente
1 cda. (15 g.) rábano picante rallado de tarro
2 ctdas. de cebolla morada finamente picada
1/8 ctda. de sal

Pelar los huevos y cortarlos a la mitad. Cuidadosamente remover las yemas y pasarlas a un recipiente. Colocar las claras en una fuente. Mezclar las yemas con un tenedor. Revolver junto con la mayonesa, la crema ácida, salmón, rábanos, cebollas y sal. Mezclar hasta que quede cremoso. Con una cucharada volver a colocar la mezcla en los huecos de las claras.

Huevos Stilton

Esto es para ustedes que son fanáticos del queso azul. Si no consigues queso Stilton- ese queso azul particularmente fuerte de Inglaterra- continua con la receta utilizando cualquier queso azul que tengas.

6 huevos duros hervidos
2 cdas. (28 g.) de mayonesa
2 cdas. (30 g.) de yogurt natural
2 onzas (60 g.) de queso Stilton, cortado en trozos finos
3 cebollines picados
¼ ctda. de sal o sal vegana

Pelar los huevos y cortarlos a la mitad.
Cuidadosamente remover las yemas y pasarlas a un recipiente. Colocar las claras en una fuente. Con un tenedor, aplastar las yemas. Revolver junto con la mayonesa y el yogurt. Cuando las yemas estén suaves y cremosas, aplastar con el queso Stilton dejando algunos trozos. Luego, batir con los cebollines y la sal. Mezclar hasta que quede cremoso. Con una cucharada volver a colocar la mezcla en los huecos de las claras.

Huevos Hammond

El jamón del Diablo le da a estos huevos un gusto a campo.

6 huevos duros hervidos
1 lata (2 ¼ onzas o 62 g.) de jamón del Diablo
4 ctdas. de mostaza marrón picante
3 cdas. (42 g.) de mayonesa
¼ ctda. de sal
Paprika

Pelar los huevos y cortarlos a la mitad. Cuidadosamente remover las yemas y pasarlas a un recipiente. Colocar las claras en una fuente. Con un tenedor, aplastar las yemas. Revolver junto con el jamón, la mayonesa, la mostaza y la sal. Mezclar hasta que quede cremosa. Con una cucharada volver a colocar la mezcla en los huecos de las claras. Espolvorear con un poco de paprika para agregarle color.

Huevos Cajún

6 huevos duros hervidos
1/3 tz. (75 g.) de mayonesa
2 ctdas. de mostaza de rábano picante
1 ctda. de aderezo de Cajú (página 484)

Pelar los huevos y cortarlos la mitad. Cuidadosamente remover las yemas y pasarlas a un recipiente. Colocar las claras en una fuente. Con un tenedor, aplastar las yemas. Revolver junto con la mayonesa y la mostaza. Revolver hasta que quede cremoso.
Agregar el aderezo de Cajú y mezclar bien.
Con una cucharada volver a colocar la mezcla en los huecos de las claras.

Salsa De Parmesano Y Alcachofa

Servir este platillo favorito de todas las fiestas con tiras de pimiento, rodajas de pepino, palitos de apio o galletas bajas en fibras y carbohidratos.

1 lata (13 ½ onzas o 380 g.) de corazones de alcachofas
1 tz. (225 g.) de mayonesa
1 tz. (100 g.) de queso parmesano rallado
1 diente de ajo picado o 1 ctda. de ajo picado de lata
Paprika

Precalentar el horno a 325 °F (170 °C o termostato nivel 3).
Escurrir y cortar las alcachofas.
Mezclarlas bien con la mayonesa, queso, y ajo.
Colocar la mezcla en un plato pequeño apto para horno. Esparcir un poco de paprika por encima y hornear por 45 minutos.

Salsa De Alcachofa Y Espinaca

Esta es una gran y sabrosa versión de la receta anterior, pero ten en cuenta que es el doble de salsa.

1 lata (13½ onzas o 380 g. de corazones de alcachofa
1 paquete de espinacas picadas congeladas (10 onzas o 280 g), descongeladas
2 tz. (450 g.) de mayonesa
2 tz. (200 g.) de queso parmesano rallado
2 dientes de ajo machacados o 2 ctda.de ajo picado en frasco
Paprika

Precaliente el horno a 325 ° F (170 ° C, o termostato 3).
Escurrir y picar los corazones de alcachofa.
Combine las espinacas, la mayonesa, el queso y el ajo en una cazuela grande (una fuente de 6 tazas [1.4 l.] es lo correcto). Espolvorea con pimentón.
Hornee durante 50 a 60 minutos.

Salsa De Pollo Al Curry

Esta salsa ligeramente picante no solo complacerá a sus amigos y familiares, sino que si se lleva en un recipiente con tapa a presión con una bolsa de verduras cortadas, sería un excelente almuerzo.

1 lata (5 onzas o 140 g.) de pollo en trozos, escurrido
3 onzas(85 g.) de queso crema ligero
1 cda.(14 g.) de mayonesa
2 cda. (20 g.) de cebolla morada picada
¾ ctda. de curry en polvo
1 ctda. de mostaza marrón
¼ de ctda. de salsa de ají picante, o al gusto
2 cdas. (10 g.) de perejil fresco picado

Esto es bastante fácil: simplemente ensamble todo en su procesador de alimentos con la cuchilla en S en su lugar y presione hasta que esté suave. Coloque su salsa en un tazón bonito y rodee con rodajas de pepino, palitos de apio y / o tiras de pimiento.

Guacamole

Esta es una receta de guacamole muy simple, sin crema agria ni mayonesa, que deja brillar el sabor de los aguacates.

4 aguacates negros maduros
2 cdas. (20 g.) de cebolla roja dulce picada
3 cdas. (45 ml.) de jugo de lima
3 dientes de ajo machacados
¼ de ctda. de salsa picante
Sal o Vege-Sal al gusto

Corta los aguacates por la mitad y vierte la pulpa en un tazón. Triture en trozos grandes con un tenedor.
Mezcle la cebolla, el jugo de limón, el ajo, la salsa de pimiento picante y la sal, revuelva para mezclar bien y triture hasta obtener la consistencia deseada.

Salsa De Eneldo

Esta simple salsa tiene un sabor maravilloso con todo tipo de verduras crudas; intente servirlo con apio, pimientos, pepino, brócoli o cualquier otra cosa que tenga a mano.

1 pinta (460 g.) de crema agria
¼ de cebolla pequeña
1 cda. colmada (3 g) de eneldo seco
½ ctda. de sal o sal vegana

Coloque la crema agria, la cebolla, el eneldo y la sal en un procesador de alimentos y procese hasta que la cebolla desaparezca. (Si no tiene un procesador de alimentos, pique la cebolla muy fina y revuelva todo junto).

Puede servir esto de inmediato, pero sabe aún mejor si lo deja enfriar durante unas horas.

Rinde: 1 pinta

25 g. de carbohidratos y 1 g. de fibra, para un total de 24 g. de carbohidratos utilizables y 16 g. de proteína en el lote. (Esto es bastante suficiente para 10 a 12 personas, por lo que nadie va a consumir más que unos pocos gramos de carbohidratos). El análisis no incluye los aderezos de verduras.

Salsa Picante De Cangrejo

Aquí tienes cangrejo picante, queso picante y ajo, ¿qué es lo que no te puede gustar?

1 tz. (225 g.) de mayonesa
225 g. (8 onzas) de queso cheddar rallado
4 cebolletas picadas
6 onzas (170 g.) de carne de cangrejo enlatada, escurrida
1 diente de ajo machacado
85 g. (3 onzas) de queso crema, ablandado, cortado en trozos

Combine todo en su olla de cocción lenta y revuelva. Tapa la olla de cocción lenta, ponla a fuego lento y déjala cocinar durante 1 hora. Retire la tapa y revuelva para mezclar el queso crema ahora derretido. Vuelva a tapar y cocine por otra hora.
Sirva con cucharas de apio, pimiento y pepino.

Rinde: *8 porciones*

Cada uno con 13 g. de proteína, 1 g. de carbohidratos, rastros de fibra dietética, 1 g. de carbohidratos utilizables. El análisis no incluye la salsa de verduras.

www.ingramcontent.com/pod-product-compliance
Lightning Source LLC
LaVergne TN
LVHW011940070526
838202LV00054B/4733